ニュートリションケア 2018年冬季増刊

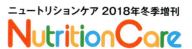

がん患者の
栄養療法と
食事サポート

編集 **鷲澤尚宏** 東邦大学医学部臨床支援室教授／
東邦大学医療センター大森病院栄養治療センター部長・栄養部部長

Webで
ダウンロード
できる患者向け
レシピ
つき

MCメディカ出版

編集にあたって

　がん患者は生活のなかでさまざまな環境におかれています。検診で発見されたがんを精査している期間、診断がついて外科治療や薬物療法を行っている期間、疾患そのものや治療後の変化によって起こった機能障害を克服する期間、そして、進行する疾患を制御できなくなり余命を全うする時期です。どの時期にも栄養支援は必要ですが、栄養療法は医療と関係する部分の栄養管理を指すこととなります。

　がんによって健常時とは異なる食生活を送ることとなった患者を支援する食事、そして、手術や薬物療法で起こる不都合を考慮した栄養補給法、さらに、がんそのものに影響を与え、治療に貢献する栄養の方法と内容、およんでは、緩和ケアとして進行がんをもつ患者の生活を支援する栄養法など、がん患者の栄養療法は大きくフィールドを広げつつあります。

　本書では、がんという疾患についておさらいし、栄養管理のなかでもとくに管理栄養士が担当する栄養指導、経口摂取する食事を中心にご執筆いただきました。

2018年11月

東邦大学医学部臨床支援室教授／
東邦大学医療センター大森病院栄養治療センター部長・栄養部部長

鷲澤尚宏

がん患者の栄養療法と食事サポート
contents

編集にあたって	3
編集・執筆者一覧	6

第1章 がん患者の栄養療法の基礎知識

1 がんの代謝異常と栄養障害	10
2 がん治療の副作用と栄養管理	15

第2章 臓器別 がんの知識・治療・栄養療法のポイント

1 脳腫瘍	20
2 頭頸部がん	26
3 食道がん	34
4 胃がん	41
5 大腸がん	48
6 肝臓・胆道系がん	56
7 膵臓がん	62

ニュートリションケア 2018年冬季増刊

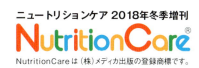

NutritionCareは(株)メディカ出版の登録商標です。

編集 **鷲澤尚宏** 東邦大学医学部臨床支援室教授／
東邦大学医療センター大森病院栄養治療センター部長・栄養部部長

第3章 がん患者の緩和ケアと栄養療法

1 終末期がん患者の栄養管理 ……………………………………… 74
2 がん患者の在宅療法における栄養管理 ………………………… 80

第4章 がん患者の栄養指導

1 がん患者の栄養指導に医師は何を望むか：
　フィードバックしてほしいこと ………………………………… 90
2 がん患者の栄養指導で管理栄養士は何ができるか …………… 95

第5章 Webでダウンロードできる がん患者向け副作用対策レシピ

がん患者向け副作用対策レシピ一覧 ……………………………… 100
「がん患者向け副作用対策レシピ」ダウンロード方法 ………… 102
がん患者向け副作用対策レシピ …………………………………… 103

index ……………………………………………………………………… 141

表紙・本文デザイン　株式会社くとうてん
本文イラスト　中村恵子

編集・執筆者一覧

編集

鷲澤尚宏 わしざわ・なおひろ
▶東邦大学医学部臨床支援室教授／東邦大学医療センター大森病院栄養治療センター部長・栄養部部長

執筆者 （50音順）

井田智 いだ・さとし ▶公益財団法人がん研究会有明病院胃外科副医長 第2章-4

市川尚巳 いちかわ・なおみ ▶聖隷福祉事業団聖隷三方原病院栄養課栄養士 第5章

太田直孝 おおた・なおたか ▶聖隷福祉事業団聖隷三方原病院栄養課調理師 第5章

大塚翔太 おおつか・しょうた ▶聖隷福祉事業団聖隷三方原病院栄養課調理師 第5章

恩田佳代子 おんだ・かよこ ▶新潟大学地域医療教育センター魚沼基幹病院栄養管理科栄養管理科長 第5章

海道利実 かいどう・としみ ▶京都大学肝胆膵移植外科・臓器移植医療部准教授 第2章-6

影山美沙緒 かげやま・みさお ▶聖隷福祉事業団聖隷三方原病院栄養課管理栄養士 第5章

亀井尚 かめい・たかし ▶東北大学病院総合外科教授 第2章-3

川上佐和子 かわかみ・さわこ ▶聖隷福祉事業団聖隷三方原病院栄養課管理栄養士／係長 第5章

川口美喜子 かわぐち・みきこ ▶大妻女子大学家政学部教授 第4章-2

菜名未来 くわな・みき ▶国立病院機構渋川医療センター栄養管理室管理栄養士 第5章

桑原節子 くわはら・せつこ ▶淑徳大学看護栄養学部栄養学科学科長／教授 第1章-2

近藤貴仁 こんどう・たかひと ▶東京医科大学八王子医療センター耳鼻咽喉科・頭頸部外科講師 第2章-2

櫻井直 さくらい・ただし ▶東北大学病院総合外科講師 第2章-3

白井由美子 しらい・ゆみこ ▶伊賀市立上野総合市民病院栄養管理課管理栄養士 第2章-5

城谷典保 しろたに・のりやす ▶医療法人社団鴻鵠会新横浜在宅クリニック院長 第3章-2

須永将広 すなが・まさひろ ▶国立病院機構渋川医療センター栄養管理室栄養管理室長 第5章

髙橋康浩 たかはし・やすひろ ▶聖隷福祉事業団聖隷三方原病院栄養課調理師 第5章

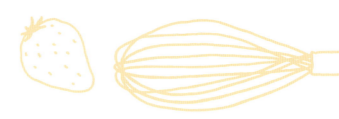

竪山恵子 たてやま・けいこ ▶社会医療法人小寺会佐伯中央病院食事療養部課長　第5章

田中暁美 たなか・あけみ ▶岡山大学病院臨床栄養部管理栄養士　第5章

田中貴子 たなか・たかこ ▶一般財団法人積善会管理栄養士　第5章

谷口祐子 たにぐち・ゆうこ
▶地方独立行政法人大阪府立病院機構大阪国際がんセンター栄養管理室総括主査　第5章

塚原清彰 つかはら・きよあき ▶東京医科大学耳鼻咽喉科・頭頸部外科学分野主任教授　第2章-2

長澤沙央里 ながさわ・さおり ▶国立病院機構渋川医療センター栄養管理室管理栄養士　第5章

中西智美 なかにし・ともみ ▶岡山大学病院臨床栄養部管理栄養士　第5章

中濱孝志 なかはま・たかし ▶公益財団法人がん研究会有明病院栄養管理部副部長　第2章-4、第5章

鍋谷圭宏 なべや・よしひろ ▶千葉県がんセンター食道・胃腸外科部長　第4章-1

新潟県栄養士会魚沼支部 にいがたけんえいようしかいうおぬましぶ ▶第5章

長谷川祐子 はせがわ・ゆうこ ▶岡山大学病院臨床栄養部栄養士長　第5章

平沼映理子 ひらぬま・えりこ ▶国立病院機構渋川医療センター栄養管理室管理栄養士　第5章

深元龍之介 ふかもと・りゅうのすけ ▶聖隷福祉事業団聖隷三方原病院栄養課調理師／係長　第5章

藤野弘子 ふじの・ひろこ ▶聖隷福祉事業団聖隷三方原病院栄養課管理栄養士　第5章

松尾宏美 まつお・ひろみ ▶公益財団法人がん研究会有明病院栄養管理部管理栄養士　第2章-4、第5章

眞次康弘 まつぐ・やすひろ ▶県立広島病院消化器・乳腺・移植外科部長／栄養管理科主任部長　第2章-7

丸山道生 まるやま・みちお ▶医療法人財団緑秀会田無病院院長　第1章-1

三木誓雄 みき・ちかお ▶伊賀市立上野総合市民病院病院長　第2章-5

三原千恵 みはら・ちえ ▶医療法人信愛会日比野病院脳ドック室長・NSTスーパーバイザー　第2章-1

森直治 もり・なおはる ▶愛知医科大学医学部緩和ケアセンター教授　第3章-1

渡瀬優子 わたせ・ゆうこ ▶聖隷福祉事業団聖隷三方原病院栄養課管理栄養士　第5章

第1章
がん患者の栄養療法の基礎知識

1 | がんの代謝異常と栄養障害

丸山道生 まるやま・みちお ● 医療法人財団緑秀会田無病院院長

❶ がん患者の栄養障害と体重減少

　　がん患者は、がんの診断時にすでに31〜87％の症例で体重減少を認め、そのうち15％は6ヵ月の間に10％以上の体重減少があり、栄養不良があきらかです。がん患者の体重減少には、「がん関連体重減少（cancer-associated weight loss：CAWL）」と「がん誘発性体重減少（cancer-induced weight loss：CIWL）」があります。

　　がん関連体重減少は、たとえば幽門狭窄を呈する胃がんで食事がとれなくなるといった、がんの存在が物理的に消化・吸収を妨げるような場合に起こってくる体重減少です。そのため、がん関連体重減少は、通常の栄養療法を行うことで、体重減少が改善し、栄養障害は回復すると考えられています。

　　一方、がん誘発性体重減少は、がん宿主すなわち患者の炎症反応や代謝亢進に起因するため、通常の栄養管理は奏功しないと考えられています。これががん悪液質の誘因となります。がんに対する生体反応として炎症性サイトカインが産生され、全身的な炎症反応が惹起されることや、がん組織から産生されるたんぱく質異化作用や脂肪融解作用のある因子によって、体重減少がひき起こされるのです。

　　実際の症例の栄養障害は、がん関連体重減少とがん誘発性体重減少が純粋に一方のみということはなく、これらが関連して起こってきます。

❷ がん患者のエネルギー代謝

　　がん患者の栄養障害の本質は、炎症性サイトカインによる基礎代謝の亢進であるという考えがあります。従来、がん患者は基礎代謝が亢進しており、エネルギー消費量は増大していると考えられてきました。しかし、現在では、エネルギー代謝の亢進がみられるものはがん患者のうちの何割かであり、がんの種類によってもその割合は違っていると考えられています。

　　がん患者の安静時エネルギー消費量は、算出された基礎エネルギー予想値より亢進しているのが25％、正常が50％、低下は25％という報告や、約50％で亢進をみたとされる報

告など、さまざまです[1]。また、胃がん、大腸がんの消化器がんと肺がんの比較では、肺がん患者で有意に安静時エネルギー消費量が大きかったとの報告もみられ、エネルギー代謝はがん種によっても異なると考えられます[2]。

❸ がん患者の炎症反応

がん患者の免疫担当細胞などは、がんに対する生体反応として、炎症性サイトカインを産生し、慢性の炎症状態をひき起こします。代表的な炎症性サイトカインとして、腫瘍壊死因子 α（tumor necrosis factor-α；TNF-α）、インターロイキン1β（Interleukin-1β；IL-1β）、インターロイキン6（Interleukin-6；IL-6）、インターフェロンγ（Interferon-γ；IFN-γ）などです。がんが進行するにつれて、炎症性サイトカインの産生も増大し、それによりがん悪液質が進行します。

グラスゴー予後スコア（glasgow prognostic score；GPS）は、がんの予後予想のツールで、血清アルブミンとC反応性たんぱく（C-reactive protein；CRP）の値で決定されます。アルブミンが低く、CRPが高い場合に予後が悪いと判定されます[3]。CRPは炎症性サイトカインによって産生され、それががんの予後因子として使用されています。

❹ がん悪液質とその代謝

がん悪液質とは、Radbruchらにより、「従来の栄養サポートでは改善することが困難で、進行性の機能障害をもたらし、（脂肪組織の減少の有無にかかわらず）著しい筋組織の減少を特徴とする複合的な代謝障害症候群である。病態生理的には、経口摂取の減少と、代謝異常による負のたんぱく質、エネルギーバランスを特徴とする」と定義されました[4]。

がん悪液質は食欲不振、基礎エネルギー代謝の亢進、筋肉量の減少を主体とする病態です。がん患者の体重減少は、単なる栄養欠乏による体重減少とは異なります。飢餓状態における病態では、食欲は促進し、基礎エネルギー代謝は低下します。しかし、がん悪液質では、体重減少にもかかわらず食欲不振を呈し、代謝も亢進し、正常な摂食反応、代謝反応が欠如しています[5]。悪液質は予後を悪化させる因子でもあり、化学療法や放射線療法への耐性を低下させると同時に、それらの治療法そのものも、悪液質を助長する方向に作用します。

がん悪液質の成因としては、炎症性サイトカイン、腫瘍由来悪液質誘発因子、神経ペプ

チド、神経伝達物質、ホルモンなどの変化と関連づけられます。前述した炎症性サイトカインががん悪液質の発症に関与しており、たんぱく質、糖質、脂質の代謝に影響をおよぼし、筋肉の崩壊や体脂肪の減少、体重減少をひき起こすのです。

がん組織から分泌される悪液質誘発因子として、lipid mobilizing factor（LMF）、proteolysis-inducing factor（PIF）が知られています。これらは生体の脂肪組織や筋肉組織に直接作用し、崩壊に導くことが知られています[6]。筋肉量の減少は患者の運動能力や生活の質（quality of life；QOL）を低下させ、廃用性萎縮によってさらに筋肉量が低下するという負のサイクルに陥ります。

また、レプチンは体脂肪の蓄積状況を伝える求心性シグナルであり、視床下部に存在する食欲調節物質が食欲やエネルギー消費を変えることにより、体重を一定に保つ機構が存在します。腫瘍に対する生体の免疫反応として産生されるサイトカインや、腫瘍そのものから産生されるサイトカインが血中に放出されると、サイトカインはレプチンの発現や分泌を促進したり、作用を模倣することにより、食欲低下と体重減少をひき起こします。

がん悪液質を「前悪液質（pre-cachexia）」「悪液質（cachexia）」「不可逆的悪液質（refractory cachexia）」の３段階の病期に分けることが提唱されています[7]。悪液質の病期は、６ヵ月の体重減少が５％以上などで定義され、経口摂取不良で全身炎症反応を伴うことが特徴とされています。前悪液質の段階は、代謝異常が軽微で、あきらかな悪液質の症状を呈さない時期で、一方、不可逆性悪液質の段階では、異化亢進や高度代謝障害が存在し、さまざまな治療に抵抗性で、栄養治療によっても栄養状態の改善は望めない終末期です。不可逆的悪液質の最後の段階では、代謝は亢進から低下へと変化すると考えられ、その時点が栄養管理のギアチェンジのタイミングと目されます[8]。

❺ がんとがん患者の糖質代謝

◆ がんと糖質代謝

糖質はがん細胞の主要なエネルギー源です。そして、その糖代謝は特徴的で、がん細胞は酸素のある好気的条件下でもミトコンドリアでの酸化的リン酸化を使わずに、ピルビン酸から乳糖に変換される解糖系が主体となっています。オットー・ワールブルグが発見したため、「ワールブルグ効果（Warburg effect）」と呼ばれています。

ワールブルグはさらに、不可逆的なミトコンドリアの障害と、それによってひき起こされる細胞のエネルギー代謝障害が、がんの発生に深くかかわっていることを提唱しました。

がん細胞はミトコンドリアの機能不全のため、ミトコンドリア内での酸化的リン酸化をするクエン酸回路（TCAサイクル）が機能しません[9]。すなわち、酸素を使ってエネルギーを効率よくブドウ糖1分子から36個のアデノシン三リン酸（adenosine triphosphate；ATP）を得る、酸化的リン酸化（酸素呼吸）ができないと考えられています。がん細胞は、無酸素条件下の嫌気的解糖系（発酵）からしかエネルギーを得ることができないため、ブドウ糖1分子から2つのATPしか産生できません。このがん細胞自体のエネルギー不足を代償するために大量のブドウ糖を消費し、がん細胞の生存を維持していると考えられます。がん細胞はそのために、解糖系の酵素やブドウ糖を細胞内に取り込むグルコーストランスポーター1（glucose transporter1；GLUT1）、グルコーストランスポーター3（glucose transporter3；GLUT3）などのブドウ糖輸送単体の発現が増強しています。がん組織が大量にブドウ糖を消費していることを利用した検査が、フルオロデオキシグルコース-陽電子放出断層撮影（fluorodeoxyglucose-positron emission tomography；FDG-PET）で、標識されたブドウ糖をがん組織に取り込ませ、がんの存在部位を同定するものです。

　がん細胞では、酸化的リン酸化に移行するグルコースは少ないため、嫌気的解糖の最終産物の乳酸産生が多量に産生されています。そのため、がん組織の微小環境は酸性になっています。

✦ がん患者の糖質代謝

　がん患者の糖質代謝の特徴には、①耐糖能の低下、②肝臓での糖新生の亢進、③コリサイクルの活性亢進、④アミノ酸からの糖新生の亢進、⑤肝臓、筋肉におけるグリコーゲン貯蔵量の低下、などがあげられます。

　がん患者では、耐糖能の低下が認められますが、肝臓、骨格筋、脂肪組織におけるインスリン抵抗性がその原因と考えられています。耐糖能の低下は、がんの種類、進行度、体重減少の有無と相関は認められていません。

　肝臓では糖新生が亢進しています。がん患者の肝臓では腫瘍からつくられた乳酸がグルコースに変換される経路（コリサイクル）が亢進しています。また、筋肉のたんぱく質や脂肪組織の崩壊が、がんの存在により誘導され、そこで生成されるアミノ酸（アラニンなどの糖原性アミノ酸）やグリセロールも肝臓の糖新生に使われます。このようにがん患者の体はエネルギーを使って糖新生を行い、その産生された糖をがん細胞が消費することで、患者は栄養障害にはまっていくのです。

引用・参考文献

1) Knox, LS. et al. Energy expenditure in malnourished cancer patients. Ann. Surg. 194（2), 1983, 152-62.

2) Fredrix, EW. et al. Effect of different tumor types on resting energy expenditure. Cancer Res. 51（22), 1991, 6138-41.

3) 三木誓雄ほか. 癌悪液質に対する IL-6 をターゲットとした免疫栄養療法の腫瘍学的意義. 胆と膵. 32（2), 2011, 165-70.

4) Radbruch, L. et al. Clinical practice guideline on cancer cachexia in advanced cancer patients with focus on refractory cachexia. European Palliative Care Research Collaborative. Available from, 2011,（http://www.cancercachexia.com/literature-watch/43_clinical-practice-guidelines-on-cancer-cachexia-in-advanced-cancer, 2018 年 10 月閲覧).

5) 乾明夫. 癌性悪液質の成因と治療に関する最近の進歩：サイコオンコロジーの一分野として. 癌と化学療法. 32（6), 2005, 743-9.

6) 蘆野吉和. がん悪液質の成因と栄養障害. 緩和医療学. 8（4), 2006, 347-53.

7) Fearon, K. et al. Definition and classification of cancer cachexia : an international consensus. Lancet Oncol. 12（5), 2011, 489-95.

8) 東口髙志. "消化器がんの緩和ケア". 消化器疾患最新の治療 2011-2012. 菅野健太郎ほか編. 東京, 南江堂, 2011, 67-70.

9) Seyfried, TN. "Respiratory dysfunction in cancer cells". Cancer as a metabolic disease. Seyfried, TN. ed. New Jersey, John Wiley & Sons, 2012, 73-107.

2 がん治療の副作用と栄養管理

桑原節子 〈くわはら・せつこ ● 淑徳大学看護栄養学部栄養学科学科長／教授〉

1 がん患者の栄養状態を知る

　がん疾患に関与する管理栄養士・栄養士は、がん疾患の栄養代謝の変化や治療で起こる影響を知ることが求められます。同時に、がん患者へ深くかかわり、治療の副作用を支援する栄養・食の技術の修得と心構えが必要です。がん患者の栄養状態は、がん疾患そのものが原因で変化を受ける面と、外科療法、化学療法、放射線療法などによって起こる副作用により低下する面があります。本稿では、各治療の副作用とその対策の全体像について確認します。

2 外科療法の副作用と対応

　外科療法では、その切除部位により正常な栄養の吸収代謝が変化しますので、欠損部位、術式を理解します。術後は代謝の亢進・異化亢進が起こることで、さまざまな身体症状が現れます。傷害期では、循環動態が不安定で、インスリン抵抗性が増すことにより高血糖となり、たんぱく質の異化亢進が顕著となります。転換期を迎えると異化期を越えて、乏尿期から利尿期へ、栄養素の同化もはじまります。順調な回復をすれば、同化から蓄積へと代謝は正常化されていきます。

　術直後から数日はとくに感染管理が重要となります。術後感染を防ぐ栄養法として、免疫賦活栄養法（immunonutrition）を適正期間に適正対象者にとり入れることも有効[1]とされています。さらに、ERAS®（enhanced recovery after surgery）プロトコール型管理として、絶飲食を短く、適切な糖質負荷によりインスリン抵抗性の軽減、患者ストレスの軽減を図る[2]施設も増えています。

　頭頸部、食道、胃などの上部消化管の場合、摂食嚥下機能が損なわれて必要栄養量が十分に摂取できないことがあるため、早期経腸栄養管理の実施やその後の食形態の調整、摂食嚥下リハビリテーションの計画を医療チームとして作成します。下部消化管では、栄養素・水分の吸収や排便の調整が必要となるため、生活の質が保たれるように支援していきます。

Nutrition Care 2018 冬季増刊 **15**

副作用 \ 期間		治療前	治療直後〜2、3日	1週	2週	3週	4週	治療後
悪心・嘔吐	予測性	■						
	急性		■					
	遅発性				■	■		
食欲不振・倦怠感			■	■	■			
口内炎				■	■	■		
下痢				■				
骨髄抑制・貧血					■	■	■	■
味嗅覚障害					■	■	■	■
肝機能障害					■	■	■	■
腎機能障害					■	■	■	■
しびれ					■	■	■	■
脱毛						■	■	

図 ◆ 化学療法におけるおもな副作用の発現時期（文献3より作成）

③ 化学療法・放射線療法の副作用と対応

　　化学療法、放射線療法はそれぞれ単独で行われる場合と、ほかの治療と並行して行われる場合、ほかの治療の補助的に行われる場合がありますが、いずれも副作用の対応は重要です。患者の苦痛やストレスを軽減する目的で予防的に薬剤や輸液が投与されます[3]が、食事がとれる場合は、管理栄養士・栄養士は食べやすい食事、調理法の選択、食品の選択、食事時間に配慮し、患者の不安軽減、食後の不快感を軽減するように工夫することが求められます。化学療法のおもな副作用の発現時期を参考に示します（図）[4]。

◆ 悪心・嘔吐・食欲不振

　　悪心、嘔吐、食欲不振は高率で発現する副作用ですので、食べやすく、さっぱりとしたものを少量からが原則となります。においの強い温かいものは、症状を誘発しますので、冷たい温度で、料理のにおいが混在しないような注意が有効です。最初の化学療法の嘔気・嘔吐を軽くすることができれば、次のコースの予測性嘔吐も軽くできる可能性があります。

また、一定期間を過ぎれば軽減されるケースでは、無理をせずリラックスして時を過ごすことを容認するのも一案となります。患者の病状、精神状態、家族心理などにより希望が異なりますので、何が求められているかを見きわめる心も育てていかなければなりません。

◆下痢・便秘

薬剤の種類、放射線の照射部位によっては、下痢や便秘などの消化器症状がみられますので、薬剤対応はもちろんですが、食事についても配慮が必要です。下痢の場合は、刺激物や脂肪過多、食物繊維過多、冷たい温度の食事は避けて、脱水を警戒したとりかたをすすめます。便秘の場合は、その原因を医療チームに確認し、通過障害の有無、便秘の種類によって食物繊維量や種類の適切な選択が必要です。

◆味嗅覚障害・口腔内乾燥

味嗅覚障害は、末梢神経障害の一端として捉えられ、生命への影響が少ないため、軽く考えられがちですが、患者、家族にとって生活の質（quality of life；QOL）を左右する問題として取り上げられるようになりました。味覚障害は、味覚の減退・消失、解離性味覚障害、異味症、自発性味覚障害、悪味症などに分類されますが、単独でなく、複合的に存在することもありますので、推測で決めつけず、正しい評価が対策や食事の工夫に役立ちます。それぞれ好まない味を軽減、削除する方法が必須となりますが、同時に少しでもおいしいと感じられる味つけを探すことも重要です。

関連副作用として、口腔内乾燥などで唾液分泌が低下していると、味が感じにくくなりますので、口腔ケアやうま味強化による唾液の確保も効果的です。また、栄養素摂取量の低下による亜鉛不足などへの配慮も必要です。

◆口内炎・粘膜炎

口内炎・粘膜炎は、その程度によって食事がむずかしい場合は、静脈栄養、経腸栄養などが適応となる場合があります。食事が可能な場合は、痛み軽減の薬剤の利用とともに、刺激物、かたい食品、酸度の高い食品を避けて、ゼリー、ムース、流動形態を主体に食事計画をすすめます。また、粘膜炎を悪化させないために、口腔ケアに配慮し、細菌感染を予防することも忘れないようにします。

◆骨髄抑制

骨髄抑制は、造血幹細胞移植前処置で行われる大量化学放射線療法をはじめ、がん治療では食事の配慮が必要な副作用です。とくに食品衛生の観点から感染防止のために守るべき項目も定められています[5]。白血球数、好中球数によって各施設基準が定められており、

Nutrition Care 2018 冬季増刊　**17**

禁止食品も生食、水道水、ドライフルーツ、漬けもの、生卵などがあげられますが、調理工程においての原則は、『大量調理施設衛生管理マニュアル』を守ることが必須となります。以前はオートクレーブでの無菌調理が推奨された時代もありましたが、現在では科学的根拠と研究により、各種調理法が提唱されるまでになりました。

❹ 治療前の栄養管理の必要性について

がん治療は、治療開始までに一定期間を有する場合が多々あります。この期間こそ、栄養管理に許された準備期間となります。適切な栄養補給により体調の維持、向上を図ることができれば、各種治療は負担軽減され、治療後の早期回復が見込まれます。積極的な栄養管理や運動リハビリテーションにより骨格筋が維持されるだけでなく、精神的にも安定し、治療に挑めるといった効果も期待されるため、管理栄養士・栄養士はその手段のアドバイスとともに、治療中、治療後の副作用対策やサバイバーとしての栄養管理の情報提供など、患者の希望に沿って支援することが求められています。

引用・参考文献

1) Cerantola, Y. et al. Immunonutrition in gastrointestinal surgery. Br. J. Surg. 98 (1), 2011, 37-48.
2) Fearon, KC. et al. Enhanced recovery after surgery : A consensus review of clinical care for patients undergoing colon resection. Clin. Nutr. 24 (3), 2005, 466-77.
3) 日本癌治療学会. がん診療ガイドライン：制吐療法. (http://www.jsco-cpg.jp/item/29/, 2018 年 10 月閲覧).
4) 国立がん研究センターがん情報サービス. 化学療法全般について. (https://ganjoho.jp/public/dia_tre/attention/chemotherapy/about_chemotherapy.html, 2018 年 10 月閲覧).
5) 日本造血幹細胞移植学会. "食事". 造血細胞移植ガイドライン：造血細胞移植後の感染管理. 第 4 版. 2017, 10-1, (https://www.jshct.com/uploads/files/guideline/01_01_kansenkanri_ver04.pdf, 2018 年 10 月閲覧).

第2章
臓器別 がんの知識・治療・栄養療法のポイント

1 脳腫瘍

三原千恵 みはら・ちえ ● 医療法人信愛会日比野病院脳ドック室長・NST スーパーバイザー

① 脳腫瘍の知識

◆ 脳腫瘍はがん？

　脳腫瘍とは、頭の骨（頭蓋骨）の内側に生じるできもの（腫瘍）のことです。その場所で最初から生じた原発性脳腫瘍と、体のほかの部位のがんが転移した転移性脳腫瘍に分けられます。

　原発性脳腫瘍は、脳そのものから発生する腫瘍（髄内腫瘍）と、脳を包む膜や脳神経、下垂体などから発生して脳を圧迫するように発育する腫瘍（髄外腫瘍）に大きく分けられます。

　原発性脳腫瘍の発生は、人口 10 万人あたり年間 10 ～ 12 人の頻度といわれています。脳腫瘍は子どもから高齢者までさまざまな年代に生じます。原発性脳腫瘍も体のほかの部分の腫瘍と同じように、良性、悪性腫瘍に分かれます。一般に脳実質内から発生する髄内腫瘍は悪性のものが多く、髄膜、末梢神経、血管などから発生する髄外腫瘍は良性のものが多いという傾向があります。

　厳密には脳に「がん」はありません。病理学的には、がんは臓器を覆っている上皮細胞から発生する悪性腫瘍であることから、脳組織から発生する腫瘍は「がん」と呼ばれることはありません。どちらかというと肉腫に近いもので、いわゆる「がん」と違って遠くに転移することはありません。しかし、悪性脳腫瘍は治療の困難さや生存期間の短さから、がんと同じ扱いをすることが多いようです。また、良性腫瘍も頭蓋内という閉鎖空間で大きくなると、正常な脳組織を圧迫して死に至ることもあり、急激に大きくなるものは悪性として扱われます。

◆ 原因

　脳腫瘍の発生には多くの遺伝子異常が関係していることが知られていますが、その多くは腫瘍組織だけに生じた突然変異と考えられており、通常は家族で遺伝することはありません。2016 年に WHO の脳腫瘍病理分類が改定されましたが、それまでは顕微鏡診断による組織形態学的な分類だったのが、分子生物学的な遺伝子変異の情報を加えた分類となりました。

脳腫瘍発生のそのほかの原因には、頭部への放射線照射（放射線治療後に何年も経ってから腫瘍が発生する）、ウイルス感染、生活習慣（う歯、過度な糖分摂取、野菜の摂取不足など）などが示唆されています。

◆ 症状

脳腫瘍の症状として代表的なものは、頭蓋内圧亢進症状、脳局所症状、けいれん発作です。これらの症状は腫瘍の増大によって徐々に進行していきます。

■ 頭蓋内圧亢進症状

腫瘍が頭蓋内で大きくなって頭蓋内圧が高くなるために生じる症状で、頭痛、嘔吐、視神経の乳頭浮腫によって起こる視力低下などがあります。

頭痛や嘔吐は、呼吸抑制によって血中の炭酸ガス濃度が上がり、脳の血管が拡張することによって頭蓋内圧が上がる明け方に起こることが多いですが、進行するにつれて持続するようになります。嘔吐は噴射状で特徴的です。

これらの症状を早期に発見して脳神経外科を受診しないと、頭蓋内圧亢進が急激に進行し、複視（ものが二重にみえる）や意識障害、呼吸変調などを来し、死に至るような重篤な状態になる可能性があります。

■ 脳局所症状

腫瘍が発生した部位によって、直接的あるいは間接的な圧迫を受けた脳の部位のはたらきが障害されて起こる症状です。手足の運動麻痺、感覚障害、言語障害、視野障害、記憶力の低下、めまい、ふらつきなど、さまざまな症状がみられます。

脳実質（髄内腫瘍）でない場合は、脳の機能障害とは異なり、特徴的な症状を呈します。たとえば腫瘍が脳下垂体に発生すると、ホルモン分泌異常による無月経や乳汁分泌、巨人症や先端巨大症、さらには思春期早発症や性機能低下などが発生します。松果体部に発生すると特徴的な上方注視麻痺（上をみることができない）や複視がみられ、聴神経付近に発生すると難聴や耳鳴りを生じます。

■ けいれん発作

腫瘍の発生により、正常の神経細胞が圧迫されたり、傷害されたりすると、神経興奮物質が放出され、周囲の正常神経細胞が異常興奮する結果、けいれん発作が出現します。運動をつかさどる部位や海馬や大脳辺縁系と呼ばれる部分に腫瘍が発生した場合に多くみられます。いわゆるてんかん発作（けいれんや欠神などを呈する）は、小児期に発症しますが、成年期以降に発病したけいれん発作の場合には、脳腫瘍に関連した場合が多いと考えられるので、早期に画像診断を行い診断することが必要です。

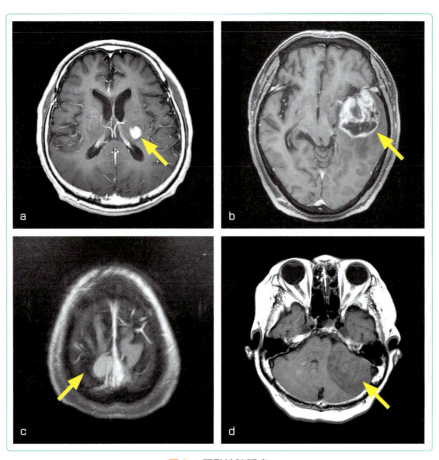

図1 ◆ 原発性脳腫瘍
a．髄内腫瘍（良性）
b．髄内腫瘍（悪性）
c．髄外腫瘍（良性）
d．髄外腫瘍（病理学的には良性、臨床的には圧迫が強く悪性）

② 脳腫瘍の治療

◆ 診断

　脳腫瘍を疑う場合、コンピュータ断層撮影（computed tomography；CT）検査、核磁気共鳴画像（magnetic resonance imaging；MRI）検査などの画像検査を行い、脳腫瘍の有無、部位、程度（良性～悪性）を診断することができます（図1、2）。そのほかに必要に

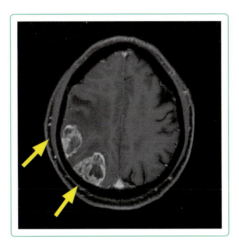

図2 ◆ 転移性脳腫瘍（多発性）

応じて、手術のための脳血管撮影、転移性脳腫瘍の原発巣を探すためのシンチグラムや腫瘍マーカーなどの検査、けいれん発作の発生源を調べるための脳波検査などを行います。

◆ 治療

脳腫瘍の治療は、腫瘍の発生部位や大きさ、悪性度などによって決められますが、ある程度の大きさになると、多くの場合、手術で腫瘍を取り除きます。

良性脳腫瘍では、原則として全摘出できれば完治が得られますが、周囲の重要な神経や血管などを傷つけると、後遺症を残すことになります。また、肉眼的に全摘出したと思っても再発する危険性があるので、定期的にCT検査やMRI検査を行って、経過観察する必要があります。再発した腫瘍に対しては、部位や増大速度に応じて再手術を行い、切除する場合や、ガンマナイフなどの定位的放射線照射を行う場合があります。良性の場合、けいれん発作に対する抗てんかん薬以外に、基本的に薬物療法は行われません。

悪性脳腫瘍では、ほかの臓器のがんと同様に手術でできるだけ切除し、抗がん薬や放射線療法などを組み合わせた集学的治療を行います。もっとも悪性の髄内腫瘍は神経膠芽腫と呼ばれるもので、脳の神経に沿ってびまん性に増大するために手術的に除去することがむずかしく、抗がん薬や放射線療法に対する耐性もあって、治療に苦労します。また、転移性脳腫瘍は多発性で手術的治療がむずかしいことが多く、原発巣の増大による影響もあるので、全身的な治療を行う必要があります。

❸ 脳腫瘍患者の栄養療法のポイント

　原発性脳腫瘍は、ほかの部位のがんと異なり、それ自体が異化亢進、炎症反応、悪液質などの全身的な代謝異常を起こすことはほとんどありません。しかし、転移性脳腫瘍の場合は、原発巣のがんの影響を受けるので、さまざまな代謝異常などがみられます。

　本稿では原発性脳腫瘍について、腫瘍そのものの圧迫や手術による脳組織の傷害による症状と栄養との関連を考えてみましょう。

◆ 嘔吐

　頭蓋内圧亢進によって嘔吐がみられる場合、頻回になると誤嚥する危険性があるので、無理に経口摂取を行わず、脱水や電解質異常を補正するために静脈栄養を投与します。

　また、脳卒中ではよくみられますが、脳腫瘍が視床下部付近にできると自律神経が障害され、食欲が低下したり胃の排泄能が低下して嘔吐しやすくなったりすることがあります。こうした症状が1週間以上続くようであれば、嘔吐や誤嚥を防ぐために、カテーテルの先端を幽門部以降にすすめて、経腸栄養を投与することもあります。

◆ 意識障害

　悪性脳腫瘍では、腫瘍の増大が短期間に進行して意識障害を呈し、早いときには数ヵ月の経過で命を失うことになります。その間、適切な栄養、水分、薬剤を投与するために経腸栄養によって全身管理を行います。

◆ けいれん発作

　意識障害がなければ基本的に抗てんかん薬を経口摂取しますが、短時間に何度もけいれん発作を起こすけいれん重積状態となると、抗てんかん薬を静脈投与します。抗てんかん薬は、至適血中濃度でコントロールする必要があるので、吸収が安定する経口摂取が望ましいですが、経口摂取できるまでは経腸栄養を行いながら抗てんかん薬を投与することになります。

◆ 摂食嚥下障害

　片麻痺などの神経症状によって食器の扱いがむずかしくなったり、視野障害によって食器が確認しにくくなり、摂食が困難になることがあります。また、脳幹部付近の腫瘍では、嚥下中枢や舌咽・迷走神経が障害されて、嚥下障害を呈することがあります。脳卒中の場合と同様に、摂食嚥下機能検査を行い、適宜食事のときのポジショニングや摂食嚥下リハビリテーションを行って、できるだけ安全かつ確実な経口摂取を目指します。

　経口摂取が困難になったら、経腸栄養（長期になれば胃瘻も考慮）により、水分や栄養

分の投与を行います。これは栄養治療だけでなく、抗てんかん薬などの薬剤の確実な投与のためにも必要な場合があります。

◆ 治療による影響

頭蓋内圧をコントロールするため、浸透圧利尿薬（濃グリセリン、D-マンニトールなど）を使用する際は、脱水や電解質異常を留意する必要があります。また、腫瘍の周囲の脳浮腫を抑えるため、ステロイドを投与することがありますが、その場合は高血糖や胃潰瘍などの副作用も念頭におかなければなりません。

放射線療法や抗がん薬による影響で、食欲低下などによって経口摂取が困難な場合は、静脈栄養や経腸栄養の適応となります。

＊　＊　＊

以上をまとめると、良性脳腫瘍では腫瘍そのものによる影響や手術による後遺症に対する対応が中心となり、悪性脳腫瘍では次第に進行する意識障害に対する対応が中心となります。また、転移性脳腫瘍の場合は原発巣の状態が予後に影響します。

NST のスタッフには、脳腫瘍の特殊性を十分理解したうえで、全身管理の一環として適切な栄養療法を行ってもらうことを願います。

引用・参考文献

1）馬場元毅. 絵でみる脳と神経. 第4版. 東京, 医学書院, 2017. 248p.
2）三原千惠. "脳神経疾患". 臨床栄養実践ガイド. 丹羽利充編. 東京, 中外医学社, 2014, 216-20.
3）Cristian, D. et al. Prophylactic Percutaneous Endoscopic Gastrostomy（PEG）- The Importance of Nutritonal Support in Patients with Head and Neck Cancers（HNCs）or Neurogenic Dysphagia（ND）. Chirurgia（Bucur）. 110（2）, 2015, 129-36.
4）新田雅之ほか. WHO2016 脳腫瘍病理分類の概要と課題. Japanese Journal of Neurosurgery. 26（11）, 2017, 782-91.

2 | 頭頸部がん

近藤貴仁 こんどう・たかひと ● 東京医科大学八王子医療センター耳鼻咽喉科・頭頸部外科講師
塚原清彰 つかはら・きよあき ● 東京医科大学耳鼻咽喉科・頭頸部外科学分野主任教授

❶ 頭頸部がんの知識

✦ 頭頸部がんとは

　　頭頸部とは、脳より下方で鎖骨より上方の領域から眼球と頸椎を除いた部分です。口腔、咽頭、喉頭、鼻副鼻腔、聴器、唾液腺、甲状腺が該当します。頭頸部がん治療は食事、呼吸、発声といった生活の質（quality of life；QOL）に深くかかわります。

　　中咽頭は口腔の奥に位置し、口蓋扁桃、軟口蓋、舌根などが相当し、空気と食事の交差点です。下咽頭は食事の通り道で、食道につながり、ふだんは輪状咽頭筋により閉鎖しています。喉頭は空気の通り道で、呼吸と発声に重要で、気管から肺へとつながります。嚥下時以外は空気の通り道としていつも開放されています。嚥下に伴い、喉頭は挙上し、輪状咽頭筋が弛緩します。そして喉頭が閉鎖され、食事は下咽頭を経て、食道へ通過します。この一連のタイミングが合わないと、唾液や食事は喉頭から肺へ入って、誤嚥性肺炎の原因となります。

　　本稿では、発生頻度が高く、食事との関連が強い、舌がん、下咽頭がん、喉頭がんについて説明します。

✦ 発がん危険因子

　　口腔がん、咽頭がん、喉頭がんの病理組織は、扁平上皮がんが約90％と大多数を占めています。おもな発がん危険因子は喫煙と飲酒です。そのため、食道がんや肺がんとの重複がんが多いのも頭頸部がんの特徴です。舌がんなどの口腔がんでは、歯牙の内倒、口腔不衛生、義歯不適合も発がん危険因子となります。また、ヒト乳頭腫ウイルス（*Human papillomavirus*；HPV）は中咽頭がん、エプスタイン・バール・ウイルス（*Epstein-Barr virus*；EBV）は上咽頭がんの危険因子です。日本では中咽頭がん症例の50％にHPVが関与してします。中咽頭がんは増加傾向で、とくに若者で増加傾向です。一方、HPVによる中咽頭がんは予後がよいことがわかっています。

❷ 頭頸部がんの治療

✦ 手術

　舌がんでは、手術が治療の中心的役割を担います。早期がんでは舌部分切除や舌半切除、進行がんでは舌亜全摘や全摘術が行われます。

　舌部分切除後は、切除部分の縫縮や創傷被覆材で対応します。一方、舌半切、亜全摘、全摘術では皮弁による再建が必要です。遊離前腕皮弁、遊離腹直筋皮弁、遊離前外側大腿皮弁などを用います。切除範囲が大きいほど嚥下機能は低下し、リハビリテーションの重要性が増えます。嚥下障害軽減目的に、喉頭挙上術や輪状咽頭筋切断術などの嚥下改善術を併用することもあります。

　進行下咽頭喉頭がんでは、咽頭・喉頭・頸部食道摘出術が治療選択肢の一つとなります。欠損した咽頭は遊離空腸、遊離前腕皮弁、遊離前外側大腿皮弁などで再建します。喉頭を摘出するため声を失います。失声に対して代用音声によるリハビリテーションを行います。代用音声には電気喉頭、食道発声、気管食道シャント法[1] があります。

　一方、空気の通り道と食事の通り道は完全に分離され、呼吸は新たに造設された気管孔から行うこととなります（図1）。そのため、誤嚥の危険性はなくなります。食事に関するリハビリテーションはほぼ不要です。創部の安定した術後1週間目ごろから経口摂取が可能となります。

　手術後に咽頭縫合不全を来すと、数ヵ月間、経口摂取困難となることもあります。縫合不全を起こさないようにさまざまな術式の工夫[2] が行われています。近年は、早期中・下咽頭がんに対して、内視鏡[3] や手術ロボット[4] を用いた経口腔的切除術も行われています。これらは低侵襲で、術後数日目から経口摂食が可能な術式として注目を集めています。

✦ 放射線療法

　放射線療法は臓器温存が可能な治療方法です。一方、急性期障害として粘膜炎やそれに伴う嚥下障害が問題となります。また、晩期障害として、唾液分泌障害、味覚障害、咽喉頭浮腫、嚥下障害も問題となります。嚥下困難から胃瘻が必要となる症例もあります。これらの障害程度は、放射線をあてる範囲や方法によって異なります。強度変調放射線治療（intensity modulated radiation therapy：IMRT）は、唾液分泌障害などの晩期障害を軽減できる治療方法として注目を集めています。

　早期喉頭がんでは、音声温存目的に放射線療法が行われます。喉頭付近に限局した照射範囲となるため、嚥下障害を来しにくく、多くの場合は通院治療が可能です。しかし、高

Nutrition Care 2018冬季増刊　**27**

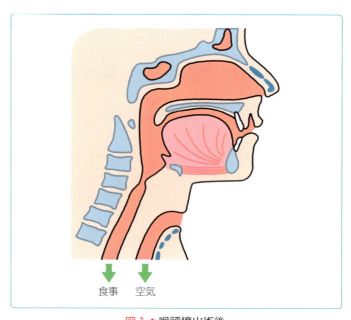

図1 ◆ 喉頭摘出術後
食事と空気の通り道は完全に分離されている。誤嚥は起こらない。

齢者では喉頭に限局した治療であっても誤嚥性肺炎を来すことが少なくないため注意が必要です。

　進行中咽頭がん・下咽頭がんでは抗がん薬であるシスプラチン（cisplatin；CDDP）や分子標的薬であるセツキシマブ（cetuximab；Cmab）などの抗腫瘍薬を併用[5]した放射線療法が行われます。また、リンパ節転移の節外浸潤など再発の高危険度群では、術後にCDDPを併用した放射線療法が行われます[6]。これらは、治療効果が高い反面、粘膜炎、唾液分泌障害、味覚障害、嚥下障害も強くなります。

　最近のトピックとして、重粒子線治療、陽子線治療が2018年4月から頭頸部非扁平上皮がん、口腔咽喉頭を除く頭頸部扁平上皮がんに保険適用となりました。今後の治療効果報告が期待されています。

◆ **化学療法**

　頭頸部がん治療では、CDDPなどのプラチナ系薬剤、ドセタキセル（docetaxel；DOC）などのタキサン系薬剤、フルオロウラシル（fluorouracil；5-FU）といったフッ化ピリミジン系薬剤、分子標的薬であるCmabが用いられます[7]。摂食、栄養に関係する有害事象に

悪心、嘔吐があります。とくにCDDPで生じやすく、制吐薬としたアプレピタント、5-HT3受容体拮抗薬、ステロイド（副腎皮質ホルモン）などを併用します[8]。また、5-FUの有害事象として粘膜炎、下痢、腸炎などがあり、栄養障害に深く関係します。

✦ 免疫療法

　私たちの体のなかでは、毎日無数のがん細胞が生まれています。しかし、T細胞を中心としたがん免疫機構によって臨床的がんの発生から逃れています。一方、臨床的がん細胞は細胞表面にPD-L1を発現しています。このPD-L1とT細胞上のPD-1が結合するとT細胞にブレーキがかかり、がん細胞を攻撃できなくなります。そこで抗PD-1抗体や抗PD-L1抗体でそのしくみを阻害し、T細胞を活性化させるのが免疫チェックポイント阻害薬です。

　現在、頭頸部がんに保険診療として使用できるのは抗PD-1抗体であるニボルマブのみです。ニボルマブはプラチナ系薬剤治療歴のある再発・転移頭頸部がん症例に保険適用となります。ニボルマブは生命予後が改善する以外に、身体機能、社会生活機能などのQOLも改善します[9]。また、ニボルマブ投与後に摂食が著明に改善する症例を経験することもあります。

❸ 頭頸部がん患者の栄養療法のポイント

　頭頸部がんでは、腫瘍による疼痛や口腔咽頭狭窄のため、治療前から栄養状態が悪い患者が多くいます。栄養状態を把握し、治療開始前から栄養指導を行うことが大切です。経口摂取がむずかしい場合、治療開始前から経鼻経管栄養を行うこともあります。治療中、治療後は嚥下障害によってさらに栄養状態が悪化します。長期間の嚥下障害が予想される場合、治療前に胃瘻造設を行うこともあります。

　以下に、代表的治療の管理ポイントと実際の症例を提示します。

✦ 舌部分切除術・経口腔的咽喉頭がん切除術

　術後数日、創部安静目的に経鼻経管栄養を行います。その後、経口摂取を開始します。軟食から開始し、徐々に食形態を常食まで上げます。これらの術式では、ほとんどの症例で術前と同様の食事摂取が可能となります。

【症例1】

患者：49歳、男性。

経過：舌がん（扁平上皮がん）T1N0M0：StageⅠにて舌部分切除術を行いました（図2）。

Nutrition Care　2018冬季増刊　**29**

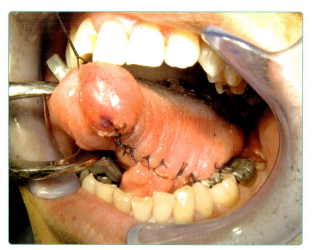

図2 ◆ 舌部分切除後
左側の舌部分切除が行われ、切除部位は縫縮されている。

術後4日目まで経鼻経管栄養を行いました。術後5日目、創部に問題がないことを確認し、経口的に軟食摂取を開始しました。嚥下状態は良好であり、術後8日目には常食を摂取、術後10日目に退院となりました。

✦ 舌半切除術・亜全摘出術・全摘出術および皮弁による再建術

これらの術式を行った場合、年齢にもよりますが、少なくとも術後1週間は経鼻経管栄養が必要です。嚥下内視鏡検査や嚥下造影検査による嚥下評価を行い、嚥下可能と判断すれば、ゼリー食から開始します。その後、ペースト食、きざみ食、つぶし食、軟食、粥食などの順に食形態を変更します。

【症例2】

患者：76歳、男性。

経過：舌がん（扁平上皮がん）T3N2bM0：Stage Ⅳ Aにて舌半切除術（右側）、右頸部郭清術、右前外側大腿皮弁による再建術、気管切開術を行いました（図3）。手術翌日から経鼻経管栄養を開始しました。術後経過に問題はなく、術後11日目に気管カニューレをカフのないものとし、構音訓練を開始しました。また、同日から舌の運動を促すなどの間接嚥下訓練も開始しています。術後13日目の嚥下内視鏡検査と嚥下造影検査で誤嚥なく嚥下できることを確認しました。術後14日目からゼリー食の経口摂取を開始しました。術後16日目につぶし食に食形態を変更しました。術後20日目に気管孔の閉鎖を開

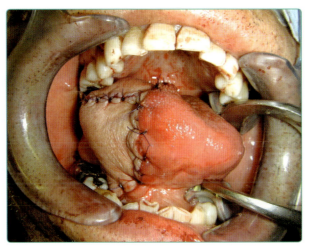

図3 ◆ 舌半切除術（右側）および遊離前外側大腿皮弁による再建術後
舌の右側に移植皮弁の皮膚が確認できる。

始、術後22日目に常食摂取可能となりました。術後28日目に退院となりました。

◆ 放射線療法

　　口腔や咽喉頭の粘膜炎により疼痛、摂食障害が出現します。CDDPやCmabなどの抗がん薬を併用した場合、併用しない場合に比べて症状は強くなります。まず、粘膜への刺激が少ない食事をとってもらいます。十分なエネルギーを摂取できない場合は、液体栄養剤や栄養補助食品も併用します。経口摂取が困難な場合は経鼻経管栄養を行います。また、鎮痛作用を期待して、腎機能障害のないアセトアミノフェンから開始し、疼痛の程度にあわせてオピオイドと呼ばれる麻薬性鎮痛薬を併用します。オピオイドの副作用には悪心、嘔吐、便秘など、摂食に関係するものがあります。これらに対しては、ドパミン受容体拮抗薬、消化管運動亢進薬、下剤などをあらかじめ併用します。晩期有害事象では、口腔乾燥、味覚障害、咽喉頭浮腫、嚥下障害が問題となります。個人差はありますが、これらの症状はほぼすべての患者に生涯残ります。口腔乾燥によってパンなどの乾いたものは食べにくくなります。味覚障害によって食事の好みも変わります。嚥下障害により体重が増えない、誤嚥性肺炎をくり返すといった症例も少なくありません。口腔乾燥に対する人工唾液、ムスカリン受容体を刺激して唾液分泌を促すピロカルピン塩酸塩など、さまざまな投薬が行われていますが、十分な満足が得られていないのが現状です。

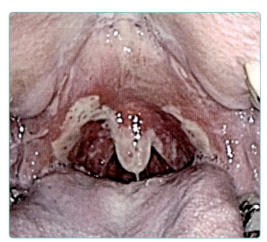

図4◆シスプラチン併用放射線療法による粘膜炎
咽頭に白苔の付着した粘膜炎を認める。嚥下困難のため経鼻経管栄養とした。

【症例3】

患者：66歳、男性。

経過：下咽頭がん（扁平上皮がん）T2N2bM0：Stage ⅣAにてCDDP併用放射線療法70Gy（週5回、35回照射）を行いました。CDDPは80mg/m^2を3週おきに投与しました。初回、CDDP投与3日目から食欲低下、悪心、嘔吐が出現しました。制吐薬などの支持療法を行い、常食50％程度の経口摂取が可能でした。徐々に口腔咽頭炎が悪化し、30Gy（21日目）にオピオイドを開始しました。40Gy（28日目）から食事に液体栄養剤を追加し、50Gy（35日目）の時点で経鼻経管栄養となりました（図4）。放射線療法終了後14日目から徐々に経口摂取可能となりました。放射線療法終了後18日目に経鼻胃管を抜去し、21日目に退院となりました。このような栄養補助を行いましたが、初診時に57kgであった体重は退院時51kgとなっていました。治療終了後2ヵ月の時点で、口腔乾燥、味覚障害、咽喉頭浮腫は残存していますが、常食摂取可能で、体重は53kgまで回復しました。

引用・参考文献

1) Tsukahara, K. et al. Secondary insertion of Provox®2 using an endotracheal tube. Acta. Otolaryngol. 133 (12), 2013, 1317-21.

2) Kondo, T. et al. Prevention of anastomotic leak using an advanced pectoral flap in total pharyngolaryngectomy and free jejunal reconstruction for hypopharyngeal or laryngeal carcinoma. Acta. Otolaryngol. doi : 10.1080/00016489, 2018, [Epub ahead of print].

3) 冨岡亮太ほか. 有茎性下咽頭表在癌例. 耳鼻咽喉科臨床. 111 (8), 2018, 551-5.

4) 清水顕ほか. 頭頸部癌に対するロボット手術の未来. 頭頸部癌学：診断と治療の最新研究動向. 日本臨牀. 75 (増刊号2), 2017, 583-7.

5) Hirasawa, K. et al. The efficiency and adverse events of radiotherapy with cetuximab for Japanese head and neck cancer patients. Auris Nasus Larynx. 44 (6), 2017, 724-8.

6) 近藤貴仁ほか. 頭頸部癌ハイリスク症例に対するCDDP併用術後放射線療法の安全性の検討. 日本気管食道科学会会報. 60(6), 2009, 464-9.

7) 塚原清彰. 頭頸部外科医の視点から見た頭頸部癌治療における薬物療法の役割. 耳鼻咽喉科臨床. 109 (2), 2016, 71-9.

8) Tsukahara, K. et al. Antiemetic therapy of fosaprepitant, palonosetron, and dexamethasone combined with cisplatin-based chemotherapy for head and neck carcinomas. Acta. Otolaryngol. 134 (11), 2014, 1198-204.

9) Ferris, RL. et al. Nivolumab for Recurrent Squamous-Cell Carcinoma of the Head and Neck. N. Engl. J. Med. 375 (19), 2016, 1856-67.

3 食道がん

櫻井直 さくらい・ただし ● 東北大学病院総合外科講師
亀井尚 かめい・たかし ● 東北大学病院総合外科教授

❶ 食道がんの知識

　食道は、咽頭と胃の間をつなぐ約25cmの管腔臓器です。食道がんは60〜70歳代の男性に多く、約半数は胸部中部食道にできます。組織型は約90％が扁平上皮がんで、喫煙、飲酒が危険因子とされています。とくに、酒を飲みはじめたころに、ビールをコップ1杯程度の少量飲酒ですぐに顔が赤くなる体質（フラッシャー、日本人の30〜40％）の飲酒家は、アルコール飲料に含まれるエタノールの分解産物であるアセトアルデヒド（発がん物質）に曝露されるため、食道がんのリスクが高いとされています。初期には症状がないことがほとんどですが、進行するとつかえ感や痛み、体重減少、声のかすれ（嗄声）などの症状がでます。

❷ 食道がんの治療

　治療はがんの進行度（ステージ）に応じて内視鏡治療、手術、放射線療法、化学療法を単独、または組み合わせて行います（図1）[1]。

❸ 食道がん患者の栄養療法のポイント

　症状のない早期の患者が栄養障害を呈することはまれですが、進行がんの患者は初診時から栄養不良を来していることが多く、積極的な栄養管理が必要です。現在、手術が可能な進行食道がんの標準治療では術前化学療法の後、手術が行われます。そのため適切な栄養管理が行われないと、食道がんによる通過障害に加えて、化学療法を行うことによって栄養状態が悪化し、副作用の増加につながる可能性もあります。

　最近では内視鏡外科手術が広く普及し、手術の低侵襲化が図られていますが、それでもなお、食道がんの手術は消化器外科手術のなかでももっとも侵襲が高く、合併症の頻度も高いといわれています。また、術後の慢性期も消化管構造の変化により経口摂取量が減少します（図2）[2]。以上より、初診時から周術期、さらに退院後の慢性期にわたる適切

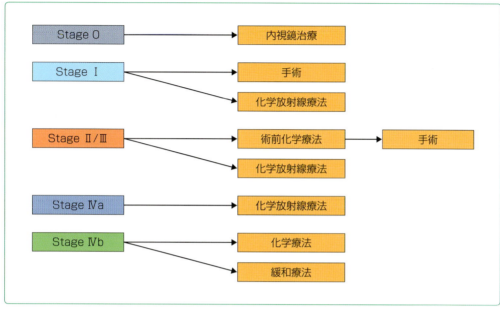

図1 ◆ 食道がんの治療方針（文献1より引用、一部改変）

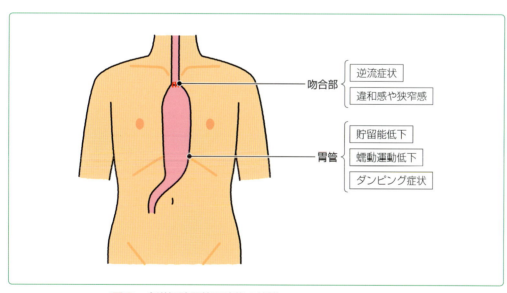

図2 ◆ 食道切除胃管再建後の状態（文献2より引用、一部改変）

な栄養管理が非常に重要です。

◆ 栄養アセスメント

初診時に体重減少の有無、血清アルブミンやリンパ球数、総コレステロールなどの血液データ、主観的包括的評価（subjective global assessment；SGA）などの一般的な栄養アセスメントを行い、必要に応じて間接熱量計測を行います。一般的には、正常時の10%以上の体重減少がある場合や、通過障害により全粥食が摂取できない場合は、早期から栄養管理の介入が必要となります。

◆ 食道がん手術の栄養管理について

最近、術後回復強化プログラム（enhanced recovery after surgery；ERAS®）という概念が導入され、食道がん手術にも応用されています。ERAS®は、絶食期間の短縮、術後早期経腸栄養、内視鏡手術に代表される手術の低侵襲化、十分な鎮痛、早期離床、早期リハビリテーションの導入をはじめとするさまざまな要素からなり、外科医だけでなく麻酔科医、看護師、管理栄養士、理学療法士、薬剤師など、多職種の連携が必要となります。

■ 理学療法

当施設では、治療開始後、手術が終了して退院するまで、原則として1人の理学療法士が継続して患者を担当しています。進行がんの患者の場合、化学療法開始時から筋力測定、呼吸訓練、咳嗽練習、起居動作の指導を行い、術後の早期離床と肺合併症の低減を目指しています。プログラムを導入してから早期に酸素化が改善し、また、術後の水分バランス、窒素バランスの改善も速やかとなりました[3]。

■ 術前栄養管理

手術前の栄養状態が術後合併症発生と相関することや、治療開始からの栄養管理が化学療法の副作用を軽減することが報告されています[4]。そのため、栄養スクリーニングで栄養不良と診断された症例に対して、治療開始時から適切な栄養管理を行うことが重要です。食道がんの患者は、食道以外の消化管は機能していることが多いため、基本的に経腸栄養を選択します。食道がんによる食道狭窄を認めない場合には、可能な限り経口摂取を優先させ、食事の不足分を経腸栄養剤で補い、必要栄養量を充足させます。がんによる食道狭窄で経口摂取が困難な場合は、経鼻栄養チューブ（6.5〜8Fr）を挿入し、経腸栄養剤で必要栄養量を充足させます。術前化学療法を行う場合は、約2ヵ月間経管栄養を行うことになるため、患者と家族に経腸栄養の手技を指導し、在宅でも継続します。

■ 周術期栄養管理

食道がんの手術の際に胃瘻や空腸瘻を造設し、術後早期から多くの施設で経腸栄養が行

表 ◆ 東北大学病院の食道切除周術期管理

術後	予定の処置	理学療法	経腸栄養	経口摂取
0	抜管、ICU入室	−	−	入室2時間前まで飲水可
1	気管支鏡、水飲みテスト	呼吸訓練、咳嗽練習、寝返り練習、起居練習、坐位保持練習、立位練習、足踏み練習	エネーボ™配合経腸用液250mL（40mL/h）	水分可
2	一般病棟へ	病室内歩行練習	エネーボ™配合経腸用液500mL（60mL/h）	水分可
3～6	硬膜外/尿道カテーテル、胸腔ドレーン抜去	病棟内歩行練習 運動療法（ストレッチ、筋力トレーニング、エルゴメータ）	エネーボ™配合経腸用液750～1,500mL（80～100mL/h）腹部症状にあわせて調整	水分可
7	バリウム透視	体力測定		五分粥
8～13	退院に向けての栄養指導	運動療法（ストレッチ、筋力トレーニング、エルゴメータ）体力測定	エネーボ™配合経腸用液250～500mL（ポンプなしで調整）	全粥～常食
14	退院			

※エネーボ™配合経腸用液（アボット ジャパン株式会社）

われています。当施設では、第1病日から200～300kcal/day程度の経腸栄養剤を空腸瘻から持続ポンプを用いて投与を開始し、食事がはじまるまでは便の性状や腹部症状を確認しながら徐々に投与量と投与速度を上げていき、食事開始後は摂取量にあわせて投与量を減らしていきます（表）。また、第1病日に反回神経麻痺の有無を気管支鏡で確認した後、水飲みテストを行い、嚥下機能を評価しています。嚥下に問題がなければ同日から水分摂取を開始します。術後、経鼻胃管は留置していません。通常、食事の摂取は第7病日に行う食道透視検査の後、五分粥から開始し、状況にあわせて食上げを行います。

退院前に管理栄養士による栄養指導を行い、経口摂取と経腸栄養のバランス、食事摂取の注意点、体重管理について確認してもらいます。誤嚥を認める場合、飲水や経口摂取は中止し、できる限り早期に嚥下リハビリテーションを開始します。反回神経麻痺があると誤嚥の危険性は高くなりますが、麻痺がなくとも誤嚥を来すことがあるため注意が必要です。高齢者が多い食道がんの患者では、術前から嚥下機能が低下している場合もあり、嚥下リハビリテーションは専門医と言語聴覚士（speech therapist；ST）に依頼し、客観的に嚥下造影（videofluorography；VF）などで嚥下機能を評価し、嚥下訓練食（ゼリー食～全粥

Nutrition Care 2018冬季増刊 **37**

食）から徐々に常食に移行していきます。

■ 退院後（慢性期）の栄養管理

退院後の栄養管理は急激な体重減少を避けることが目的です。食道がんの手術は侵襲が高いうえに消化管構造の変化も伴うため、経口摂取の回復に時間を要します。そのため、経腸栄養を併用しますが体重減少は避けられません。経腸栄養の管理は患者と家族に習得してもらい、退院後も自宅で継続します。

退院後1～2ヵ月で経腸栄養を併用せずに体重減少がなくなったことを確認してから、外来で抜去しています。また、自宅での食事の内容や摂取状況などを持参してもらい、外来でも適宜栄養指導を行います。

❹ 症例：進行食道がん術後縫合不全を合併した高齢患者の栄養管理

✦ 患者紹介

症例：80歳代、男性。

現病歴：1ヵ月前より、つかえ感を自覚し前医受診。内視鏡検査で胸部下部食道に進行がんを指摘。内視鏡は通過しなかった。進行食道がん cT3N2M0：cStage Ⅲ の診断で手術適応と判断され、当科紹介となった。高齢だが全身状態（performance status；PS）0と良好であったため手術の方針となった。

✦ 初診時アセスメントと栄養療法

身体計測：身長163cm、体重50kg（健常時 −1kg）。

CONUT スコア：4点（軽度異常）。

栄養ルート：経口摂取が困難であったため、経鼻栄養チューブを留置し、経腸栄養を開始した。

エネルギー必要量：Harris-Benedict の式より1,443kcal（活動係数、ストレス係数はそれぞれ1.2として計算）。簡易式（体重× 30kcal）では1,500kcalであった。下痢を認め、栄養剤をリカバリー®SOY（ニュートリー株式会社）に変更したところ改善。1,600mL（1,600kcal）まで徐々に増量した。術前体重は48kgであった。

手術：胸腔鏡下食道切除、胃管作製、後縦隔経路頸部食道胃管吻合、空腸瘻造設術を行った。抜管しICU入室となった。

✦ 術後経過（図3）

術後第1病日（POD1）：気管支鏡検査で反回神経麻痺は認めなかった。水飲みテストでも

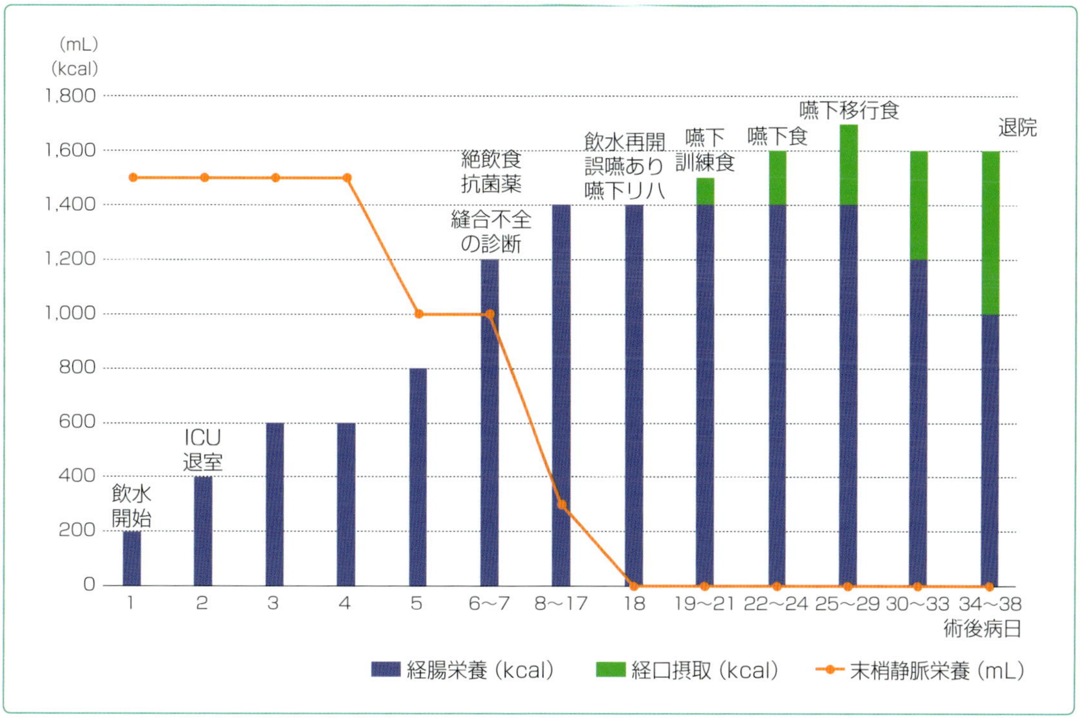

図3 ◆ 術後の栄養摂取量

　嚥下機能は問題なく水分摂取を開始した。また、空腸瘻からの経腸栄養も開始した。

POD2：経過は良好でICUを退室した。

POD7：血液データで炎症反応が上昇し、透視検査で胃管断端の縫合不全を認めた。コンピュータ断層撮影（computed tomography：CT）検査で膿瘍などは認めず絶飲食、経鼻経管チューブを留置し、間欠持続吸引のうえ、抗菌薬による保存的加療を行った。

POD17：炎症反応は改善し、透視、内視鏡検査で縫合不全の所見を認めなくなった。

POD18：飲水を再開したが誤嚥を認めたため、嚥下リハビリテーションを開始。

POD21：嚥下訓練食開始。

POD38：嚥下移行食（軟飯）をムセなく摂取できるようになり、自宅退院となった。退院時体重47kgであった。

◆ 症例のまとめ

　縫合不全が発生すると絶飲食が必要になります。高齢者では短期間の絶飲食を契機に嚥

ト機能障害を来すことがあるため食事の再開には注意が必要です。早期に嚥下リハビリテーションを開始し、嚥下機能に応じて食形態を変更していくことで、リハビリテーション開始後、比較的短期間で退院することができました。

引用・参考文献

1) 日本食道学会編. "食道癌治療のアルゴリズム一覧（取扱い規約第11版に基づく）". 食道癌診療ガイドライン2017年版. 第4版. 東京, 金原出版, 2017, ⅷ-ⅸ.
2) 宮田剛. "周術期の栄養管理：食道手術". NST完全ガイド. 改訂版. 東口髙志編. 東京, 照林社, 2009, 362-5.
3) 加藤貴志ほか. 外科周術期管理の最前線：術後回復強化プログラム：早期離床とリハビリテーション. 日本外科学会雑誌. 116 (4), 2015, 254-9.
4) Ida, S. et al. Sarcopenia is a predictor of postoperative respiratory complications in patients with esophageal cancer. Ann. Surg. Oncol. 22 (13), 2015, 4432-70.

4 | 胃がん

中濱孝志 なかはま・たかし ● 公益財団法人がん研究会有明病院栄養管理部副部長
松尾宏美 まつお・ひろみ ● 公益財団法人がん研究会有明病院栄養管理部管理栄養士
井田智 いだ・さとし ● 公益財団法人がん研究会有明病院胃外科副医長

❶ 胃がんの知識

　胃がんの患者数は、2008 年の 122,910 人から 2013 年には 131,893 人（全がん患者の 15%）へ増加しており、罹患率は 50 歳前後から高くなっています。

　胃がんのリスクファクターは、ヘリコバクター・ピロリ菌の感染が主とされ、そのほか、喫煙、塩分過剰摂取、野菜やくだものの摂取不足などがあげられます。

　がんの進行度合を表す指標に「Stage（病期）」があります。国際共通の尺度として「TNM 分類」があり、がんの広がり（tumor；T）、リンパ節への転移（lymph nodes；N）、他臓器への転移（metastasis；M）の 3 項目を基に、Stage Ⅰ～Ⅳ期に分けられます。T の診断は、上部消化管内視鏡検査（胃カメラ）や胃透視検査、コンピュータ断層撮影（computed tomography；CT）でおもに評価します。また、CT や核磁気共鳴画像法（magnetic resonance imaging；MRI）検査にて、N および M を評価します。

　このような画像検査および手術時に得られた所見（臨床診断）と、病理診断で進行度が決定されます。診断に基づき推奨される治療法が選択されます（図 1）[1]。

❷ 胃がんの治療

　胃がんの治療には手術、内視鏡的切除、化学療法があります。

◆ 手術

　胃がんの場所や進行度により、適切な手術の方法を選択しますが、胃がんを治すための根治手術には、定型手術、縮小手術、拡大手術があります。そのほか、治癒が望めない症例に対しては、治癒切除不能症例に対する出血や狭窄などの症状を緩和するために行う緩和手術があります。

　定型手術とは、胃がんに対する標準手術で、胃の下側 3 分の 2 の切除とリンパ節郭清を行う幽門側胃切除術と胃全摘術がこれにあたります。縮小手術とは早期胃がんに限り、胃の切除範囲を少なくする手術で、リンパ節転移がない（N0）、深達度 T1 の早期胃がんで、胃がんの部位に応じて胃上部 3 分の 1 と幽門の一部を残した幽門保存胃切除術や、噴門を

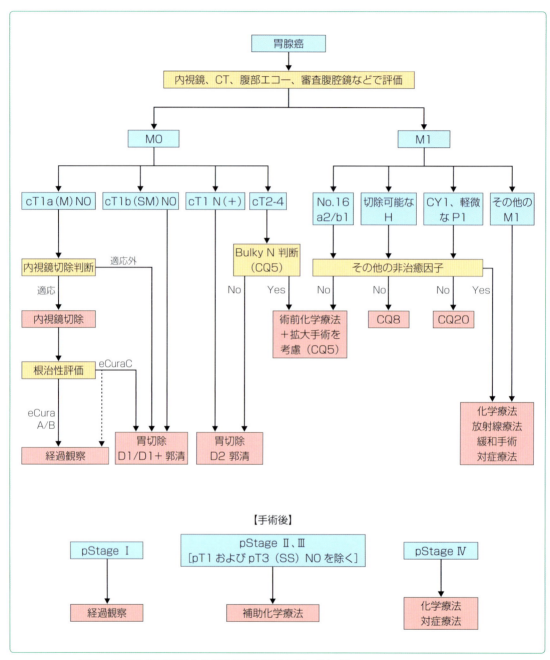

図1 ◆ 日常診療で推奨される治療法選択のアルゴリズム（文献1より引用、一部改変）
ただし、T/N/MおよびStageの定義は、『胃癌取扱い規約第15版』（『TNM分類第8版』）による。

切除し幽門側は温存することで、3分の2程度の胃が温存可能な噴門側胃切除術が選択可能です。これらの術式では胃の機能を温存し、胃切除後障害発生の危険の軽減が期待できます。しかし、進行胃がんで他臓器への進行や領域リンパ節以外のリンパ節への転移が疑われる場合には、切除範囲を広げた拡大手術を行うこともあります。

胃切除後、とくに胃全摘術は術後の食欲の低下や体重減少などにより、生活の質（quality of life；QOL）が損なわれることもあります。

◆ 内視鏡的切除

内視鏡的切除には、胃の粘膜病変を挙上して鋼線のスネアをかけ、高周波で切除する「内視鏡的粘膜切除術（endoscopic mucosal resection；EMR）」と、高周波デバイスを用いて、病巣周辺の粘膜を切開し、粘膜下層を剥離、切除する「内視鏡的粘膜下層剥離術（endoscopic submucosal dissection；ESD）」があります。いずれも 2cm 以下の肉眼的粘膜内がんと診断される分化型がんが絶対適応病変となりますが、現在はリンパ節転移の可能性がきわめて低い病変に対し、臨床研究としてその適応を広げて施行する場合があります。

◆ 化学療法

化学療法は、切除不能進行・再発胃がんに対する化学療法と、根治を目指した手術と化学療法を組み合わせた補助化学療法があります。抗がん薬による副作用が起こりやすいため、栄養管理が重要です。

■ 進行・再発胃がん対する化学療法

一次治療、二次治療、三次治療以降に分類され、治療法（レジメン）が選択されます。化学療法は、最低でも歩行可能で日中の 50% 以上をベッド外で過ごせるぐらいの全身状態であること、肝臓や腎臓などの主要な臓器機能が保たれていることなどが施行の条件です。胃がんの化学療法に使われる薬剤は、おもにフッ化ピリミジン（フルオロウラシル〔Fluorouracil；5-FU〕、テガフール・ギメラシル・オテラシルカリウム〔TS-1®〕、カペシタビンなど）、シスプラチン、イリノテカン（irinotecan；CPT-11）、タキサン（パクリタキセル、ドセタキセル）です。

また、分子標的治療薬としてトラスツズマブ（ハーセプチン®）も HER2 陽性胃がんに対して用いられます。

■ 術後補助化学療法

治癒切除後の肉眼的には見えない微小な遺残がん細胞を死滅させ、再発予防と生存期間の延長を目的として行われます。

■ 術前化学療法

　　　日本ではまだ効果が証明されていないため、臨床研究として行われています。高度のリンパ節転移を有する進行胃がんなどがその対象ですが、今後の臨床試験の結果が注目されます。

③ 胃がん患者の栄養療法のポイント

◆ 症例提示

症例：70歳代、男性。

主訴：胃痛。

現病歴：201X年6月より胃痛が出現し、前医で胃がんと診断されました。9月に手術目的で入院し、開腹幽門側胃切除、D2郭清、ルーワイ再建術を施行しました。術後経過は良好で、術後12日目に退院しました。術後1ヵ月目の栄養指導では、胃部不快感があり、エネルギー摂取量は800kcal/dayで充足率は50％程度でした。体重は術前60kgから50kgへと減少がみられ、食事指導と栄養補助食品の摂取をすすめました。さらに、術後の病理診断がT4aN0M0：StageⅡbであったため、術後補助化学療法としてTS-1®の内服が開始されました。食欲は一度回復しましたが、12月より抗がん薬の副作用として味覚障害や下痢がみられ、経口摂取量が著明に減少し、栄養管理目的に緊急入院しました。

既往歴：特記事項なし。

嗜好歴：喫煙；なし。飲酒；術前はビール350mL/dayだったが、術後はなし。

家族構成：妻と2人暮らし。

身体所見：身長160cm、術前体重60kg、BMI 23.4kg/m^2。栄養状態に問題はありませんでした。術後1ヵ月目の体重は50kgでした。術後3ヵ月目の再入院時は、体重45kg（術前より−15kg、BMI 17.8kg/m^2）と減少を認めました。

入院時血液検査値：Hb 11.5g/dL（基準値：13.0〜17.0g/dL）、Alb 2.8g/dL（基準値：3.8〜5.3g/dL）、トランスサイレチン（TTR）13mg/dL（基準値：23〜42mg/dL）と、栄養指標は低値を認めました。BUN 37mg/dL（基準値：8〜20mg/dL）、Na 150mEq/L（基準値：136〜144mEq/L）と高値を認めました。

栄養管理上の問題点：長期間の経口摂取不良によって、高度栄養障害と脱水を認めました。

栄養計画：まず脱水を補正することにしました。リフィーディング症候群のリスクが高いため、栄養補給は段階的に上げていくこととしました。必要栄養量は次のように算出し

ました。

- ・水分：30 〜 40mL × 45kg ÷ 1,400 〜 1,800mL 以上
- ・熱量：10kcal × 45kg ＝ 450kcal から開始、目標は 30 〜 35kcal × 45kg ÷ 1,400 〜 1,600kcal
- ・たんぱく質：1.2g × 45kg ÷ 55g

臨床経過：輸液による脱水補正と、静脈と経口による栄養管理を段階的に行いました。食欲不振が持続していたため、患者の嗜好や症状にあわせた個別対応食を提供しました。食事と栄養補助食品により栄養摂取量が増加し、1,400kcal 程度が摂取可能となりました。1 ヵ月後には体重 50kg（再入院時から＋5kg）と増加が認められました。血液検査値も TTR は 20mg/dL と上昇しました。栄養状態の改善がみられ、45 病日に退院となりました。

◆ 術後の栄養管理

■ 体重減少

胃切除後には体重が 10 〜 20％程度減少することが知られており、とくに胃全摘後は顕著です。体重減少は、貯留能と撹拌作用の低下やグレリン分泌の低下による食事摂取量の減少、手術侵襲に伴う過剰な炎症反応など、さまざまな要因が関連しているとされています。

■ 胃切除後障害

胃切除後に起こる胃切除後障害には、早期・後期ダンピング症候群、食道逆流、胃排出遅延、下痢、便秘などがあります。胃切除術による周辺臓器への影響を図2[2] に示します。代表的な胃切除後障害とその対策について示します。

①早期ダンピング症候群

早期ダンピング症候群は、食後 30 分以内に起こります。胃の貯留能低下や喪失により、高浸透圧の食物が小腸に急速に排出されることで、循環血流量の減少や消化管ホルモン、カテコラミンやセロトニンなど、体液性因子の放出により、全身倦怠感、めまい、腹部膨満、下痢、腹痛などの症状がみられます。厳格な食事制限はありませんが、高たんぱく質、低炭水化物の分割食にして、ゆっくりとよくかんで食べること、水分は食事中には控えめにして食間にしっかりととること、食後 30 分は腹部より頭を高くして安静にすることを指導します。食事量が不足している場合には、少量高栄養の栄養補助食品を併用すると体重減少予防になります。

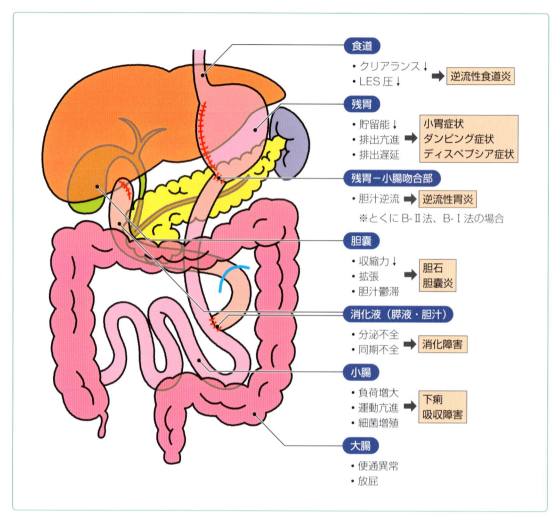

図2◆胃切除術による周辺臓器への影響（臓器相関）（文献2より引用、一部改変）

②後期ダンピング症候群

　後期ダンピング症候群は、食後2～3時間後に起こります。一過性の高血糖に対し、インスリンが過剰に分泌され低血糖となり、空腹感、全身倦怠感、めまい、手指のふるえなどの症状がみられます。食事指導は早期ダンピング症候群に準じますが、低血糖に対するジュースやあめなどの糖質摂取方法を指導します。

③下痢

　下痢は、腸蠕動の亢進、十二指腸液との同調不全などが原因になります。冷たいものの摂取や早食いなどに注意し、水分と電解質補給のために、経口補水液のこまめな摂取もすすめます。整腸薬などの薬剤の処方も検討します。

◆ 術後補助化学療法時の栄養管理

■ 体重減少予防

　術後の体重や骨格筋量の減少は、術後補助化学療法の継続性にも影響することが近年報告されています。術後早期から、栄養摂取と歩行などの運動により体重（骨格筋量）の減少予防を指導します。

■ 胃がん術後補助化学療法による副作用と対策

　胃がん術後補助化学療法による代表的な副作用と対策例を示します。

①味覚変化

　味覚変化がある場合は、味を強く感じる患者にはうす味やだしのみで調理し、自分で味を調整しやすいように調味料を分けた食事を提供します。味を鈍く感じる場合は、医師に確認のうえ、カレーなどの香辛料を使った料理を提供することもあります。

②悪心

　悪心がある場合は食事のにおいを不快に感じるケースが多いため、口あたりとのどごしのよい、冷たい料理やデザート類を患者が負担に感じない量で提供します。不足する栄養は栄養補助食品で補います。

③食欲不振

　食欲不振がある場合は、ビタミンB_{12}、葉酸、亜鉛の欠乏が疑われることもあるため、医師に測定を提案し、低値の場合は補充を検討します。

＊　＊　＊

　胃がんの治療は栄養障害を起こしやすいため、管理栄養士が中心となり、多職種による専門的な栄養介入が必要です。

引用・参考文献

1）日本胃癌学会編. 胃癌治療ガイドライン：医師用 2018 年 1 月改訂. 5 版. 東京, 金原出版, 2018, 108p.
2）「胃癌術後評価を考える」ワーキンググループ／胃外科・術後障害研究会編. 外来診療・栄養指導に役立つ胃切除後障害診療ハンドブック. 東京, 南江堂, 2015, 188p.

5 | 大腸がん

白井由美子 しらい・ゆみこ ● 伊賀市立上野総合市民病院栄養管理課管理栄養士
三木誓雄 みき・ちかお ● 伊賀市立上野総合市民病院病院長

❶ 大腸がんの知識

　大腸がんは、早期であれば自覚症状は少なく、進行すると腸内容の通過障害や便性状の変化を来すようになります。左側結腸にがんが存在する場合は便通異常、腹痛、腹部膨満感などの症状が出現しやすく、血便や下血を伴うこともあります。右側結腸では高度に進行するまでこれらの症状は乏しく、貧血、体重減少、腹瘤触知などの症状ではじめて診断されることもまれではありません。これは、上行結腸の口径が左側結腸より大きく、便の性状が液状であるからです。左側結腸の全周性病変となって腸管が細くなると、通過障害が著しくなり、腹痛、便秘、便柱狭小化、腸閉塞を来すようになります。遠隔転移として頻度がもっとも高いのは肝臓で、次が肺といわれています。

❷ 大腸がんの治療

◆ 外科的治療

■ 結腸がん手術

　がん細胞を含め、十分な腸管切除と所属リンパ節の郭清が行われます。大腸がんの治療でもっとも確実な治療法となり、がん細胞の占拠部位により、以下の術式が一般的です。
①盲腸・上行結腸がん：結腸右半切除術。
②横行結腸がん：横行結腸切除術。
③Ｓ状結腸がん：Ｓ状結腸切除術。
　結腸の右半分を切除した場合は術後しばらく軟便になりやすく、結腸の左半分を切除した場合は排便習慣が変化しやすくなります（図1）。いずれの場合も、多くは時間とともに便の性状や排便習慣機能は正常化されます。

■ 直腸がん手術

　肛門括約筋が温存できれば人工肛門の造設は避けられますが、温存が不可能な場合は永久人工肛門となります。また、括約筋が温存できた場合でも、直腸の大部分を切除することによって、手術の後遺症である排便回数の増加や便失禁を生じることがあり、これが術

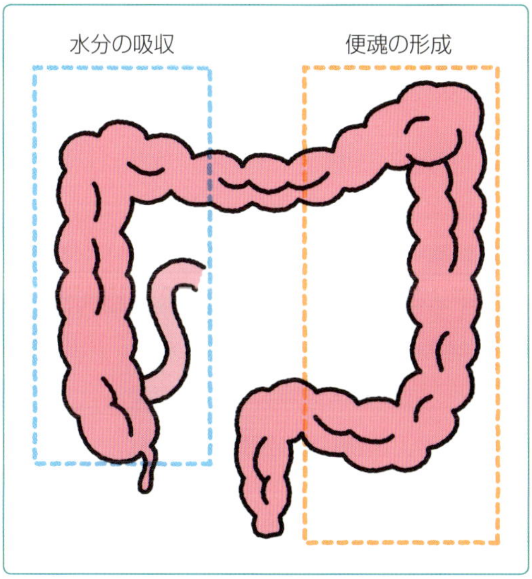

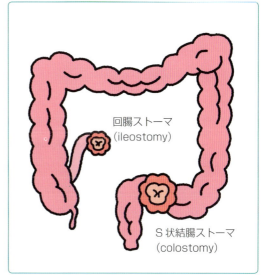

図1◆大腸の生理機能（文献3より引用、一部改変）
結腸の右半分を切除した場合は軟便になりやすく、結腸の左半分を切除した場合は排便習慣が変化しやすい。

図2◆人工肛門の造設部位（文献3より引用、一部改変）
S状結腸ストーマでは、自然肛門より排泄される便とあまり変わらない。回腸ストーマでは、水様便になりやすく、脱水を来しやすい。また、消化液を含むアルカリ性の便のため、皮膚障害が生じやすい。

後の栄養状態に影響を与えます。

人工肛門は以下の2種に大別できます。部位により便の性状が大幅に異なるため、人工肛門の造設部位が術後の栄養状態に影響を与えます。

①コロストミー（colostomy、図2）

結腸に造設した人工肛門です。通常はS状結腸に造られることが多く、性状は自然肛門より排泄される便とほぼ同様です。

②イレオストミー（ileostomy、図2）

回腸末端に造設した人工肛門です。水分が十分に吸収される前の便が排泄されるために水様便になりやすく、1日1,000mLを超える場合もあるため、脱水を来しやすくなります。さらに膵液や胆汁などの消化液を含むアルカリ性の便であるために、皮膚障害が生じやすくなります。下痢を来しやすい食物は避けるようにし、また高繊維食は、便が通過する際に人工肛門に不快感を生じることがあるため、注意が必要です。

◆ 術前・術後化学（放射線）療法

現在、抗腫瘍療法の主役は殺細胞性抗がん薬と分子標的薬の組み合わせ、さらにそれに放射線療法を組み入れることとなります。

■ 化学療法・放射線療法

正常の細胞でも頻繁に分裂を起こす細胞は抗がん薬や放射線療法の影響を受けやすく、それが副作用となって現れます。とくに口腔内粘膜や消化管粘膜上皮細胞が障害を受けると、口内炎、消化吸収障害、嘔気、下痢に起因する栄養障害が惹起されます。口内炎、消化吸収障害に対しては、粘膜保護薬や経腸栄養剤の投与、嘔気に対しては、ステロイド、制吐薬、抗精神薬などが用いられます。嘔気症状の抑制にあたりもっとも重要なことは発症する前に予防策を講じることで、制吐薬は通常抗がん薬療法開始24時間前に投与を開始し、抗がん薬療法終了後24時間投与を継続します。

また、化学療法による有害事象は回数を重ねるごとに増悪する傾向があるため、予防策および早期の解決策を講じることも栄養療法の一環として重要です。

■ 分子標的薬

分子標的薬は、がん細胞の増殖に関与する特定の分子のみに作用し、細胞増殖を抑制します。ソラフェニブトシル酸塩、スニチニブリンゴ酸塩などの分子標的薬（血管新生阻害薬）では投与に伴う体重減少が報告されています[1]。

❸ 大腸がん患者の栄養療法のポイント

大腸がんは上部消化管や肝膵の悪性腫瘍と異なり、経口摂取や消化吸収能が妨げられることが少なく、病的な低栄養を来すことは少ないと考えられがちです。しかしながら大腸がん患者における栄養障害は、軽症のものも含めると、30〜60％と比較的高頻度に認められるといわれています[2,3]。

がんに伴う低栄養、体重減少は「がん関連低栄養（体重減少）」「がん誘発性低栄養（体重減少）」に分類されます[4]。

◆ がん関連低栄養（体重減少）

がんに伴う消化管狭窄や閉塞、検査・手術に伴う絶食、化学療法や放射線療法の副作用としての経口摂取量の減少、がん告知による精神的ストレスによる食欲不振などが原因となります。

低栄養のがん患者に手術侵襲を加えることが、栄養状態が良好な患者に比べ、術後1週

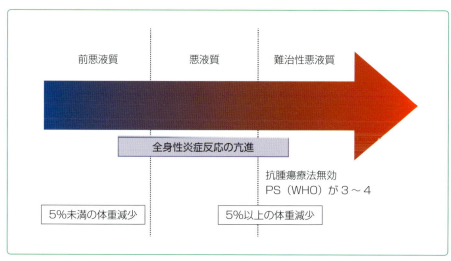

図3 ◆ 悪液質の病期分類（文献3より引用、一部改変）

間以内の筋たんぱく崩壊量は数倍に達し、術後の感染性合併症の原因となっていたと報告されています[5]。術前の栄養評価は重要で、術前に高度の栄養障害を認める場合は、手術を2週間延期してでも、あらかじめ栄養管理を行うことが推奨されています[6]。この場合、経口摂取が可能であれば経口的栄養補充（oral nutritional supplements；ONS）などで対処し、不十分な場合は経管栄養を施行します。また、術前から栄養障害を有する患者では、術後もなるべく早期から経腸栄養を行うことが好ましいとされています。

✦ がん誘発性低栄養（体重減少）

　食物摂取量の減少に伴う栄養障害に対し、十分な経口摂取あるいは経静脈的な栄養補給を行っても改善できない病態が存在します[7]。この病態は、「がん誘発性低栄養」と呼ばれ、「がん悪液質」とも表現されます。がんの存在に伴う全身性のエネルギー代謝障害により、栄養消費量の増大する病態が存在することに起因します。「脂肪と骨格筋の両方が消耗することを特徴」とし、治療に対する反応も低下するがんの終末期病態です。

　悪液質は図3のように「前悪液質」「悪液質」「難治性悪液質」の3つに分類されます。前悪液質ではあきらかな悪液質の症状を呈しませんが、難治性悪液質では不可逆的な栄養障害を来します。

◆「がん関連低栄養（体重減少）」と「がん誘発性低栄養（体重減少）」の評価

■ 主観的評価：食事栄養カウンセリング

　　がん患者への食事カウンセリングや介入は、栄養状態を早期に発見し、抑制し、生活の質（quality of life；QOL）を改善させることや[8]、化学療法・放射線療法による体重減少と治療の中断を回避させる効果があることから、強く推奨されています[9]。したがって、カウンセリングによる食事摂取状況の変化と、客観的データに基づく筋肉量、脂肪量の体組成の変化を組み合わせることで、より精度の高い栄養評価が可能となります。

　　当院では、がん患者のアセスメントツールとして開発されたPG-SGA[®]（patient-generated subjective global assessment）ワークシート1の栄養状態に関する質問票を用いています。体重に関しては、現在、2週間前、1ヵ月前、6ヵ月前の変化を評価しています。日常生活については過去1ヵ月間の全身状態（performance status；PS）を評価しています。さらに、がん誘発性低栄養の評価として、①骨格筋の喪失を反映する骨格筋量の評価、②食欲不振に関する症状の評価、③全身性炎症反応の評価を用いています。

■ 客観的評価：グラスゴー予後スコア

　　「がん関連低栄養」と「がん誘発性低栄養」はそれぞれが独立して発生していることは少なく、多くの場合は両者が混在しています。「がん誘発性低栄養」が主たる栄養障害の原因となっている場合は、それを早期からみきわめる必要があります。グラスゴー予後スコア（glasgow prognostic score；GPS）は、C反応性たんぱく（C-reactive protein；CRP）とアルブミンによってスコア化され悪液質の患者をスクリーニングすることができるものです[10]。この概念を、日本で適応しやすく改変された指数では、CRPのカットオフ値を0.5mg/dL、アルブミンのカットオフ値を3.5g/dLとして「がん関連低栄養」と「がん誘発性低栄養」を分類しています（表）[11]。

◆ がん関連低栄養（体重減少）に対する免疫栄養療法

　　今世紀に入り、免疫栄養という概念が提唱されるようになり、アルギニン、エイコサペンタエン酸（eicosapentaenoic acid；EPA）、ドコサヘキサエン酸（docosahexaenoic acid；DHA）などのn-3系多価不飽和脂肪酸を強化した免疫賦活作用を有する栄養剤が臨床応用されるようになりました。EPA摂取によって、炎症サイトカインの産生を強力に抑制することがいわれており、支持栄養療法の一つとして可能性が期待されています。当院でもこれまでのデータ解析の結果、化学療法施行中の消化器がん患者128例のうち、とくに治療前血清CRP値高値の高炎症症例を対象として、毎月の栄養カウンセリングとEPA含有栄養投与の栄養介入を行ったところ、介入群は非介入群に比べ、化学療法治療継続日数は有

表 ◆ CRPとアルブミンの悪液質との関連

CRP カットオフ値0.5mg/dL	アルブミン カットオフ値3.5g/dL	病態
CRP ↓	アルブミン ↑	健常人パターン
CRP ↓	アルブミン ↓	飢餓パターン（がん関連低栄養）
CRP ↑	アルブミン ↑	前悪液質
CRP ↑	アルブミン ↓	悪液質（がん誘発性低栄養）

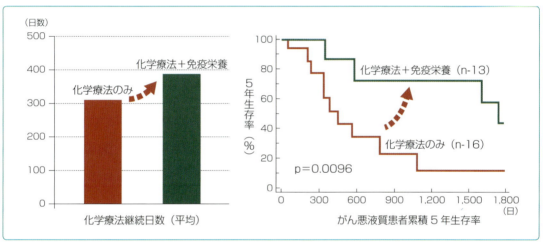

図4 ◆ 伊賀市立上野総合市民病院における化学療法継続日数とがん悪液質患者累積5年生存率（文献12より引用）
がん悪液質患者に対する、毎月の栄養カウンセリングと免疫栄養療法にて、化学療法継続日数と5年生存率が向上した。

意に長く、これらの症例では予後を向上する可能性が示唆されました（図4）[12]。

◆ 集学的治療の一環としての栄養療法

　　現代のがん治療では、手術、化学療法、放射線療法、緩和ケアの治療法をそれぞれ単独で行うのではなく、これらの治療法を組み合わせることで、治療成績の向上を図る「集学的治療」が主流となっています。当院では、化学療法施行中の患者に対し、早期から積極的な栄養介入を行い、患者一人ひとりの状態に合わせたテーラーメイド医療を提供することを目的とした入院プログラムを導入しています。入院プログラムは、月曜日から金曜日の4泊5日で、栄養の大切さの講義、栄養評価、間接熱量測定にはじまり、在宅での療養

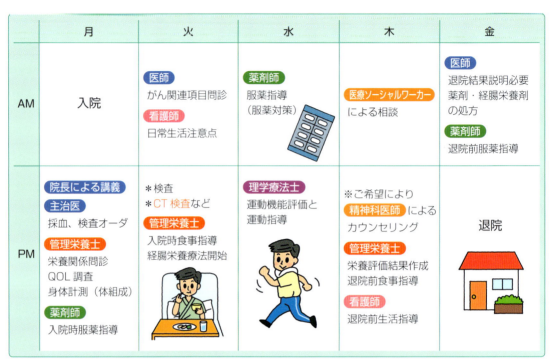

図5 ◆ 集学的治療の一環としての「がん在宅療養支援入院プログラム」

生活に必要な事柄に対し、多職種スタッフがかかわる内容となっています（図5）。

当院におけるアンケート調査では、「各スタッフのアドバイスが心理的サポートとなり、高エネルギー・高たんぱく質食品や食べ方の工夫は療養生活につながった」という結果が得られました。

❹ がん治療を支えるために重要な栄養療法

大腸がんは集学的治療の進歩により、ステージⅣの段階でも積極的な治療の対象となることが多くなりました。患者の栄養状態の維持が治療のコンプライアンス、ひいては予後の向上となるため、栄養療法はがん治療を支えるために重要です。食事摂取量の不足および前悪液質患者に対しては、できるだけ早期に栄養サポートを開始すべきと考えます。さらに病期や病態に応じた、栄養状態の定期的な評価と、種々の食品を組み合わせた積極的な栄養投与を行うことが必要であるといえます。

引用・参考文献

1) Antoun, S. et al. Association of skeletal muscle wasting with treatment with sorafenib in patients with advanced renal cell carcinoma : results from a placebo-controlled study. J. Clin. Oncol. 28 (6), 2010, 1054-60.

2) Lopes, JP. et al. Nutritional status assessment in colorectal cancer patients. Nutr. Hosp. 28 (2), 2013, 412-8.

3) 三木誓雄ほか. 大腸がん：治療の基礎知識と栄養管理. がん病態栄養専門管理栄養士のためのがん栄養療法ガイドブック. 東京, メディカルレビュー社, 2015, 187-96.

4) 濱口哲也ほか. がん患者の代謝と栄養. 日本静脈経腸栄養学会雑誌. 30 (4), 2015, 911-6.

5) Mohri, Y. et al. Correlation between preoperative systemic inflammation and postoperative infection in patients with gastrointestinal cancer : a multicenter study. Surg. Today. 44 (5), 2014, 859-67.

6) Brage, M. et al. ESPEN Guidelines on Parenteral Nutrition : surgery. Clin. Nutr. 28, 2009, 378-86.

7) Fearon, KC. The 2011 ESPEN Arvid Wretlind lecture : cancer cachexia : the potential impact of translational research on patient-focused outcomes. Clin. Nutr. 31 (5), 2012, 577-82.

8) Ovesen, L. et al. Effect of dietary counseling on food intake, body weight, response rate, survival, and quality of life in cancer patients undergoing chemotherapy : a prospective, randomized study. J. Clin. Oncol. 11 (10), 1993, 2043-9.

9) 丸山道生. がん栄養指導（ダイエット・カウンセリング）とその効果. がんの栄養管理と栄養指導エキスパートガイド. 臨床栄養 2016 年 9 月臨時増刊号. 129 (4), 2016, 570-3.

10) Forrest, LM. et al. Evaluation of cumulative prognostic scores based on the systemic inflammatory response in patients with inoperable non-small-cell lung cancer. Br. J. Cancer. 89 (6), 2003, 1028-30.

11) 三木誓雄ほか. 癌治療における外科代謝栄養学の direct evidence の確立を目指して. 外科と代謝・栄養. 45 (2), 2011, 81-4.

12) Shirai, Y. et al. Fish oil-enriched nutrition combined with systemic chemotherapy for gastrointestinal cancer patients with cancer cachexia. Sci. Rep. 7 (1), 2017, 4826.

6 | 肝臓・胆道系がん

海道利実 かいどう・としみ ● 京都大学肝胆膵移植外科・臓器移植医療部准教授

① 肝臓・胆道系がんの知識

✦ 肝がん

　　肝がんは、肝臓から発生する原発性肝がんと、大腸や胃など他臓器のがんが肝臓に転移する転移性肝がんに分けられます。さらに原発性肝がんは、肝細胞から発生する肝細胞がんと胆管細胞から発生する胆管細胞がんがありますが、95％は肝細胞がんですので、通常、肝がんといえば肝細胞がんのことを指します。ただし、最近は胆管細胞がんが増えてきています。

　　肝細胞がんができる原因としては、以前はB型肝炎ウイルスやC型肝炎ウイルスが85％以上を占めていました。しかし近年、肝炎ウイルスが原因の肝細胞がんは減少し、お酒の飲みすぎや糖尿病や肥満などの生活習慣病が原因による肝細胞がんや、お酒を飲まない人が脂肪肝から非アルコール性脂肪肝炎（nonalcoholic steatohepatitis；NASH）を起こし、その過程で肝細胞がんが発症する例が増えています。通常、肝細胞がんは慢性肝炎や肝硬変の肝臓から発生します。一方、転移性肝がんは、全身のさまざまな臓器から主として門脈という血管を介して転移するため、肝機能は正常であることが多いという特徴があります。

✦ 胆道系がん

　　胆道系がんとは、肝臓で生成される胆汁（主として脂肪を分解し、吸収しやすくする液体）が十二指腸まで運ばれる通り道（胆管）に発生するがんのことです。したがって、発生する部位によって、肝臓のなかに発生する肝内胆管がん、肝臓の入り口（肝門部）に発生する肝門部領域胆管がん、胆汁を一時的に貯めておく胆嚢に発生する胆嚢がん、肝門部から十二指腸までの胆管に発生する遠位側胆管がんや十二指腸乳頭部がんに分けられます。

② 肝臓・胆道系がんの治療

✦ 肝がん

　　肝がんの治療法は、がんの大きさや数、発生する場所、肝機能などによって決定され、

外科的治療（肝切除や肝移植）や内科的治療（ラジオ波焼灼療法、肝動脈化学塞栓療法、抗がん薬、分子標的薬）、放射線療法などがあります。

◆ 胆道系がん

胆道系がんの治療法は、がんの発生する場所によって異なります。肝内胆管がんであれば肝切除、肝門部領域胆管がんであれば肝切除と肝門部の胆管切除、胆嚢がんであれば胆嚢摘出術と肝臓の一部の切除、遠位側胆管がんや十二指腸乳頭部がんであれば、十二指腸と十二指腸側の膵臓（膵頭部）や胃や空腸の一部の切除（膵頭十二指腸切除術）を行います。胆道系のがんは胆汁の通り道に発生するため、胆管が閉塞して黄疸を伴うことが多く、黄疸で発見されることも少なくありません。その場合は、黄疸を軽減するために、手術の前に胆汁を体の外に誘導する（ドレナージ）必要があります。

❸ 肝臓・胆道系がん患者の栄養療法のポイント

◆ 術前栄養評価

栄養管理の両輪は、正確な栄養評価と適切な栄養療法です。個々の患者の栄養状態に応じた栄養管理を行うためには、まず正確な栄養評価が必要です。肝臓の状態は、肝移植の患者は肝硬変、肝細胞がんの患者は慢性肝炎、胆道系がんの患者は黄疸肝、胆管細胞がんや転移性肝がんの患者は正常肝であることが多く、疾患によってまったく異なります。そこで本稿では、もっとも栄養状態が不良で栄養療法が必要な肝硬変に対する栄養管理の実際を述べます。慢性肝炎や黄疸肝、正常肝の場合は、それらの一部を行えばよいと思います。

当科では、肝移植患者の入院予定日が決定次第、管理栄養士に連絡し、協力して入院時栄養アセスメントを行っています。しかし、一般的に用いられる栄養評価パラメーターは、肝硬変患者の栄養評価には必ずしも適しません。たとえば、肝硬変患者にみられる腹水貯留や四肢浮腫などは、体格指数（body mass index；BMI）や上腕三頭筋皮下脂肪厚（triceps skinfold；TSF）測定に大きく影響します。血清アルブミン値も栄養評価の指標としてよく用いられますが、肝硬変患者では低下しており、また、腹水治療を目的にアルブミン製剤を補充することがあり、肝移植患者の栄養評価の指標としては適していません。

そこで当科では、2008年より、新たな栄養評価法として体成分分析装置（In Body720〔株式会社インボディ・ジャパン〕）を導入しました。In Body720は、約1分半の立位で全身の骨格筋量や体細胞量（細胞内水分量とたんぱく質量の和で、肝硬変でも栄養状態のよ

Nutrition Care 2018 冬季増刊 **57**

い指標とされている）など、さまざまな栄養パラメーターが測定可能です。

　さらに最近、筋肉量の減少と筋力の低下、または身体活動の低下で定義されるサルコペニアという病態が注目され、われわれは肝移植や肝臓がん、胆道系がんにおいて、術前サルコペニアは独立予後危険因子であることをあきらかにしてきました[1〜4]。骨格筋量の評価法には、体成分分析装置による方法と、コンピュータ断層撮影（computed tomography；CT）や核磁気共鳴画像（magnetic resonance imaging；MRI）を用いて、第3腰椎や大腿の横断面で、それぞれ腸腰筋や大腿筋の面積を測定する方法があります。われわれは、肝移植患者では体成分分析装置とCTにより、肝移植以外の患者ではCTにより、術前身体組成評価を行っています。

　また、血液生化学的栄養評価として、通常の血液生化学検査項目に加え、rapid turnover protein（RTP）であるトランスサイレチン（プレアルブミン）や亜鉛、総分岐鎖アミノ酸／チロシンモル比（branched chain amino acids/tyrosine molar ratio；BTR）などを測定します。

◆ 術前栄養療法

　欧州の静脈経腸栄養学会であるESPENのガイドライン[5]では、術前栄養療法の適応や期間に関して、「大手術を受ける低栄養の患者には、手術を延期してでも、術前10〜14日間の経口・経腸栄養療法を強く推奨する（レベルA)」とあります。肝移植や大きな肝切除は大手術であり、対象患者の多くは高度低栄養状態であるため、まさしくこのカテゴリーにあてはまります。したがって、当科では肝移植患者は全例、肝がんや胆道系がん患者においても、術前栄養評価にて低栄養であれば、積極的に術前栄養療法を施行しています。

　図に、当科における肝移植周術期栄養リハビリテーション（以下リハ）療法を示します。入院時栄養評価にて栄養状態不良と判断されれば、分岐鎖アミノ酸含有の肝不全用経口栄養剤を分割食、あるいは就寝前軽食摂取療法（late evening snack；LES）として、午後の食間と就寝前に内服してもらいます。管理栄養士は日々の食事摂取量のデータをもとに、1日の総投与エネルギー量やたんぱく質量を調節した食事を提供するシステムとなっています。ESPENのガイドラインでは、アルギニンやω3系多価不飽和脂肪酸、核酸などを含有する免疫調整栄養剤の術前投与をレベルAで推奨しており、可能であれば、術前1週間前から免疫調整栄養剤（われわれはホエイペプチドを含む栄養剤を使用）を投与しています。

　肝硬変患者においては、門脈圧亢進症のため腸管粘膜のintegrity（健常度）の乱れを来しやすく、ESPENのガイドラインでも、周術期シンバイオティクスが感染症発症率低下に

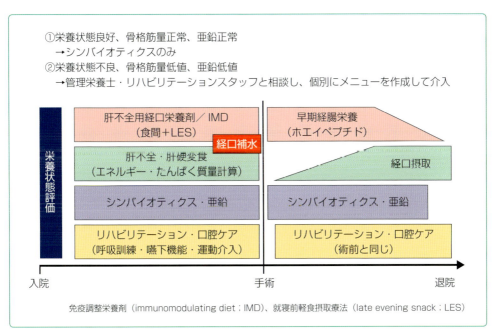

図 ◆ 京都大学肝胆膵移植外科における肝移植周術期栄養リハビリテーション療法

有用であると推奨されています。われわれはバクテリアルトランスロケーション（bacterial translocation；BT）の予防目的で、腸管免疫能を強化するシンバイオティクス、すなわちプロバイオティクスとプレバイオティクスを入院時から投与しています。Sugawaraらは、肝門部胆管がん手術患者において、術前シンバイオティクス投与によって、閉塞性黄疸で乱れた腸内環境が改善し、免疫能が高まり、術後感染性合併症の発生率が有意に低下したと報告しています[6]。さらに、閉塞性黄疸のため術前胆汁ドレナージを施行している場合は、外瘻胆汁を内服して、腸管に還元することで、ビタミンKや脂質の吸収が改善し、電解質や水分の喪失を予防することができます。

亜鉛は、たんぱく合成を促進し、肝臓ならびに筋肉でのアンモニア処理能を改善することが知られています。実際、当科の検討でも入院時の亜鉛とトランスサイレチンのあいだに有意な正の相関を、亜鉛とアンモニアのあいだに有意な負の相関を認めました[7]。また、肝移植周術期における血中亜鉛濃度を検討したところ、術前はほどんどの患者で低値であり、術後さらに低下し、その後ゆっくり上昇に転じ、移植後2週目で正常値に回復していました[8]。血中亜鉛濃度が低下すると、低たんぱく質、食欲不振、創傷治癒不良などを来

すことが知られていますが、早期回復に重要な術後早期に血中亜鉛濃度が低下していては、早期回復は望めません。そこで、入院時に血中亜鉛濃度が低値であれば、術前夜まで亜鉛製剤を投与しています。当院の管理栄養士の玉井らは、これらの術前栄養療法により、肝硬変患者においても、栄養療法非施行患者に比べて術前栄養状態が改善し、移植後菌血症発生率が低下したことを報告しました[9]。

術前の経口摂取に関しては、術前 2 時間前まで水分摂取可（経口補水液を推奨）、術前日24 時まで経口摂取可としています。

◆ 術前リハビリテーション・口腔ケア

術前リハも術後の早期回復にはきわめて重要です。われわれは、肝移植において術前低骨格筋量の患者は、高骨格筋量の患者に比べ、移植後生存率が有意に低値であり、術前低骨格筋量が移植後の独立予後不良因子であることをはじめてあきらかにしました[1]。そこで当科では、「術前より術後リハがはじまっている！」の考えのもと、入院時評価にて骨格筋量が低下している患者を中心に、積極的に術前からリハを行っています。具体的には、術前から術後を見据え、術後無気肺や肺炎予防目的に呼吸筋訓練を、術後誤嚥性肺炎予防目的に言語聴覚士による嚥下機能評価を、さらに術後早期離床目的に理学療法を行っています。また、歯科衛生士は全例口腔ケアを行い、周術期の口腔内感染症発症の予防に努めています。

◆ 術後栄養療法・リハビリテーション

ESPEN のガイドラインでは、消化管の手術でも術後 24 時間以内の経口摂取や経腸栄養開始をレベル A で推奨しています。当科では、術中、上部空腸に 9Fr 経腸栄養チューブを留置し、手術翌日の午前中から、ホエイペプチドという抗炎症作用を有する免疫調整栄養剤の投与を開始しています。実際、ホエイペプチド含有免疫調整栄養剤を用いた早期経腸栄養により、移植後菌血症の発生率が有意に抑制され、血糖低下作用を認めました[10]。初回投与速度は 15 ～ 20mL/h とし、下痢の有無を確認しながら徐々に投与量を増やし、術後数日目までに 40mL/h としています。目標エネルギーやたんぱく質投与量は、耐糖能や血中アンモニア値をみながら、おのおの 20 ～ 30kcal/kg、1.0 ～ 1.5g/kg としています。

経腸栄養を行っている場合は、経腸栄養で十分なエネルギー投与やビタミン、微量元素投与が可能ですので、中心静脈栄養は行っていません。感染対策からも中心静脈カテーテルは長期間留置しないことが望ましいと思います。経口摂取に関しては、言語聴覚士による嚥下評価後に開始しています。シンバイオティクスも術後 24 時間以内に開始し、食事がすすめば、まずシンバイオティクスを、次いで経腸栄養を減量、中止します。

肝がんに対する肝切除の場合は、術後早期に経口摂取が開始できるため、経腸栄養チューブは留置しません。しかし、肝門部領域がんや遠位側胆管がん、十二指腸乳頭部がんの場合、とくに術前低栄養患者や高齢患者に対しては、積極的に経腸栄養チューブを留置して、術翌日から経腸栄養を開始しています。

　リハに関しては、ICU在室中であっても、術後早期から開始します。当院では、熱心なリハスタッフや看護師のおかげで、スムーズに嚥下機能評価や離床が図られています。歯科衛生士も、術前にひき続き全例口腔ケアを行い、退院まで周術期の口腔内感染症発症の予防や口腔内の機能回復に努めています。

引用・参考文献

1) Kaido, T. et al. Impact of sarcopenia on survival in patients undergoing living donor liver transplantation. Am. J. Transplant. 13 (6), 2013, 1549-56.

2) Hamaguchi, Y. Kaido, T. et al. Impact of quality as well as quantity of skeletal muscle on outcomes after liver transplantation. Liver Transpl. 20 (11), 2014, 1413-9.

3) Hamaguchi, Y. et al. Preoperative quality of skeletal muscle is a novel prognostic predictor after hepatectomy for hepatocellular carcinoma. J. Hepatobiliary Pancreat. Sci. 22 (6), 2015, 475-85.

4) Okumura, S. et al. Impact of preoperative quality and quantity of skeletal muscle on outcomes after resection of extrahepatic biliary malignancies. Surgery. 159 (3), 2016, 821-33.

5) Weimann, A. et al. ESPEN Guidelines on Enteral Nutrition : Surgery including organ transplantation. Clin. Nutr. 25 (2), 2006, 224-44.

6) Sugawara, G. et al. Perioperative symbiotic treatment to prevent postoperative infectious complications in biliary cancer surgery : a randomized controlled trial. Ann. Surg. 244 (5), 2006, 706-14.

7) Hammad, A. et al. Characteristics of Nutritional Status and the Effect of Pre-transplant Branched-chain Amino Acid Administration in Patients Undergoing Living Donor Liver Transplantation. J. Clin. Exp. Transplant. 1 (1), 2016, 101.

8) Hammad, A. et al. Perioperative changes in nutritional parameters and impact of graft size in patients undergoing living donor liver transplantation. Liver Transpl. 20 (12), 2014, 1486-96.

9) 玉井由美子ほか. 肝移植術前栄養療法の有用性に関する検討. 静脈経腸栄養. 27 (5), 2012, 1229-37.

10) Kaido, T. et al. Effects of post transplant enteral nutrition with an immunomodulating diet containing hydrolyzed whey peptide after liver transplantation. World J. Surg. 36 (7), 2012, 1666-71.

7 | 膵臓がん

眞次康弘 まつぐ・やすひろ ● 県立広島病院消化器・乳腺・移植外科部長／栄養管理科主任部長

1 膵臓がんの知識

◆ 膵臓がんとは

いわゆる「膵臓がん」とは、膵管から発生する浸潤性膵管がんを指し、膵腫瘍の90％を占め、その約70％は膵頭部に発生します。日本人の膵臓がん死亡数は、肺がん、胃がん、大腸がんに次いで4番目で、難治がんの一つですが、根治が期待できる唯一の治療は切除です。また膵臓は消化と同化の中心的役割を果たすため、膵臓がんは低栄養に陥りやすく、栄養管理は予後に少なからず影響します。本稿では膵頭部がんの周術期栄養管理を中心に最近の知見も交えて概説します。

◆ 膵臓の解剖

膵臓は後腹膜腔にあり、胸腰椎移行部の高さで、長さ15cm、幅3～5cm、厚さ2cm、重さ75gの消化器官です。頭部、体部、尾部に区分され、頭部は十二指腸に囲まれ総胆管が通過します。体部境界は門脈左縁で、体部前面に胃、背側には上腸間膜動脈が走行します。尾部境界は大動脈左縁で、端に脾臓が位置します（図1）。

◆ 膵臓の機能

膵臓の機能は、食物の消化（膵液分泌＝外分泌機能）と同化（ホルモン分泌＝内分泌機能）です。膵臓は膵酵素を分泌する腺房細胞、重炭酸と水を分泌し、それら膵液が流れる膵管（図2）、およびホルモンを分泌するランゲルハンス島（内分泌細胞）から成り立ちます。

膵酵素は三大栄養素を消化し、重炭酸は胃酸を中和して酵素活性を保ちます。ランゲルハンス島からはインスリン、グルカゴンなどが門脈に分泌されます。インスリンは同化作用としてブドウ糖、脂肪酸、アミノ酸の細胞内利用にはたらきます。グルカゴンの作用は正反対です。

◆ 膵臓がんの症状

初発症状は腹痛、黄疸、背部痛、体重減少、糖尿病です。腫瘍が総胆管に浸潤すると閉塞性黄疸を合併します。膵管が閉塞すると内圧が上昇し疼痛（膵炎）を生じます。神経浸潤も疼痛の原因となります。胆汁や膵液分泌低下は消化不良を起こし、疼痛や食欲不振も

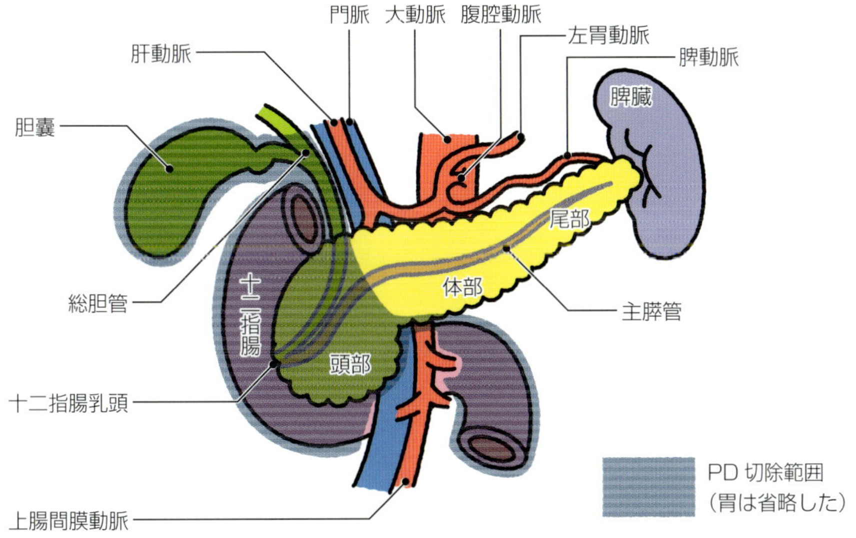

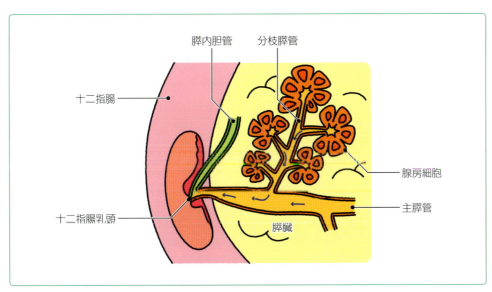

図1 ◆ 膵臓と周辺臓器

図2 ◆ 膵液・胆汁分泌経路

表1 ◆ 膵臓がんの進行度

	進行度	所属リンパ節転移
0	上皮内がん	（−）
ⅠA	2cm以下で膵内限局	（−）
ⅠB	2cmを超えるが膵内限局	（−）
ⅡA	膵外進展するが主要血管におよばない	（−）
ⅡB	膵外進展するが主要血管におよばない	（＋）
Ⅲ	主要血管におよぶ	（＋） or （−）
Ⅳ	遠隔転移、所属外リンパ節転移	（＋） or （−）

主要血管：腹腔動脈、上腸間膜動脈

重なって体重減少につながります。膵体尾部がんでは黄疸は少なく、疼痛や体重減少が主症状です。

膵管狭窄・閉塞による膵線維化（閉塞性膵炎）は耐糖能異常もひき起こします。中年以降の急な糖尿病発症や糖尿病患者で原因不明の悪化例は要注意です。

② 膵臓がんの治療

治療は腫瘍サイズ、周囲浸潤、リンパ節転移や他臓器転移の有無により総合的に判断します（表1）[1]。一般にⅡ期までは切除可能、Ⅲ期は切除境界、Ⅳ期は切除不能です。Ⅲ期は化学療法や化学放射線療法を先行して切除する治療法も行われます。

膵頭部がんは、膵頭部と十二指腸、胆管および所属リンパ節を切除する膵頭十二指腸切除術（pancreaticoduodenectomy；PD）の適応です（図1）。以前は胃を3分の2切除しましたが（標準膵頭十二指腸切除術〔PD〕）、吻合部潰瘍は予防可能となり、胃周囲リンパ節廓清は予後に影響しないことがわかったので、現在では胃を温存する幽門輪温存膵頭十二指腸切除術（pylorus preserving pancreaticoduodenectomy；PPPD）や、幽門と胃の一部を切除する亜全胃温存膵頭十二指腸切除術（subtotal stomach-preserving pancreaticoduodenectomy；SSPPD）が主流です（図3）。再建は膵臓、胆管、胃もしくは十二指腸と空腸をそれぞれ吻合します（図4）。膵臓を胃に吻合する方法もあります。

膵体尾部がんは、体尾部と脾臓および所属リンパ節を切除する膵体尾部切除術（distal

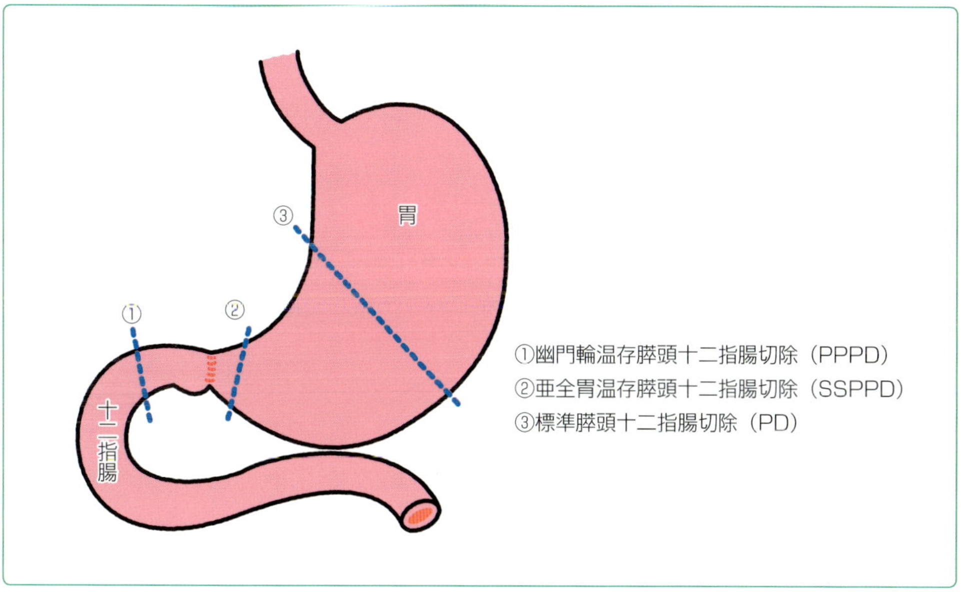

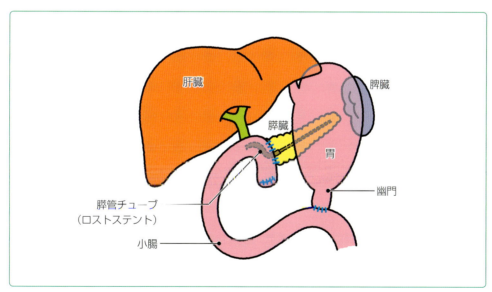

胃
③
①
②
十二指腸
①幽門輪温存膵頭十二指腸切除（PPPD）
②亜全胃温存膵頭十二指腸切除（SSPPD）
③標準膵頭十二指腸切除（PD）

図3◆胃切離ライン

肝臓
脾臓
膵臓
胃
幽門
膵管チューブ
（ロストステント）
小腸

図4◆消化管再建

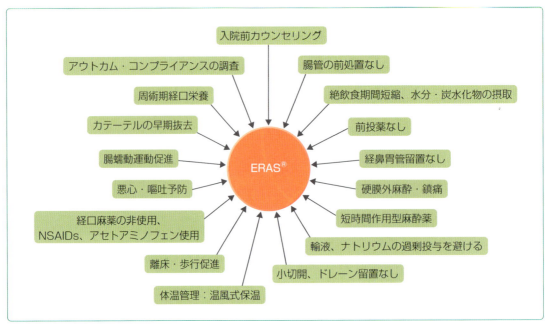

図5 ◆ ERAS®概念図

pancreatectomy；DP）の適応で、再建はありません。

3 膵臓がん患者の栄養療法のポイント

◆ 術後回復力強化（ERAS®）プロトコール

　近年、周術期管理では、術後回復力強化（enhanced recovery after surgery；ERAS®）プロトコールという新しい管理法が普及しています。ERAS®はエビデンスのある方策をパッケージ化して行い早期回復、合併症減少、在院日数短縮、コスト削減、患者満足度向上を目指す周術期管理法で、北欧で大腸外科からはじまりました（図5）[2]。2012年にはERAS®-PDガイドライン[3]が公開され、PDでも合併症減少が示されました[4]。続いてERAS®を考慮した栄養管理について述べます[5]。

◆ 術前管理

　主観的包括的評価（subjective global assessment；SGA）などを用いた栄養スクリーニングや客観的栄養評価（objective data assessment；ODA）は必須です。高度低栄養

表2◆術前患者における高度低栄養リスク

- 6ヵ月以内に10〜15%以上の体重減少
- BMI＜18.5kg/m^2
- SGA：グレードC or NRS＞5
- 血清アルブミン＜3.0g/dL（肝腎不全なし）

（1項目以上該当する）

NRS：nutritional risk screening

症例には術前10〜14日の栄養強化が推奨されます（表2）[6]。経口摂取可能な症例は食事＋経口栄養剤（oral nutrition supplement；ONS）飲用が原則ですが、エネルギー・たんぱく質不足例では、糖・電解質・アミノ酸輸液や脂肪乳剤などの末梢静脈栄養を追加します。狭窄などで経口摂取困難な症例は経腸（経管）栄養や中心静脈栄養（total parenteral nutrition；TPN）で管理します。

膵頭部がんは閉塞性黄疸のため、内視鏡的経鼻胆道ドレナージ（endoscopic nasobiliary drainage；ENBD）などの減黄処置を行う場合が多く、内瘻化していない症例は胆汁還元（飲用）が腸粘膜機能保持や脂質・脂溶性ビタミン吸収、胆汁酸の腸肝循環維持に有効です[7]。

膵切除量は全体の50〜60％になるため、糖尿病合併例の多くは術後インスリン治療が必要です。術前血糖管理目標は空腹時血糖＜140mg/dL、尿ケトン陰性、1日尿糖排泄＜10gです。

ERAS®では絶飲食期間短縮を重視します。手術前日の食事制限なし、機械的腸管清掃なし、日本麻酔学会術前絶飲食ガイドラインに準じて麻酔導入2時間前まで飲水を許可します。さらに私たちは脱水予防目的で術前経口補水療法[8]（オーエスワン®〔株式会社大塚製薬工場〕500mL×3本）を導入しています（HbA1c＜7.0％の患者）。

◆免疫栄養

近年、免疫栄養（immunonutrition）という侵襲を軽減し生体防御能力を高める栄養素（アルギニン、n-3系多価不飽和脂肪酸、核酸など）を強化した経腸栄養が注目されています。『ESPEN周術期ガイドライン』[6]や『がん患者栄養ガイドライン』[9]は消化器がん手術に対する栄養療法として推奨し、PDでも感染性合併症減少が報告されました[10]。私たちも膵頭部がんを含むPD周術期管理に免疫栄養を導入しています。術前7日間のインパクト®（ネスレ日本株式会社 ネスレ ヘルスサイエンスカンパニー）×4パック/day（440kcal）

表3◆術前免疫栄養

	容量（mL）	エネルギー（kcal）	たんぱく質（g）	脂質（g）
インパクト®	500（125×4）	440	42	16.4
食事	–	1,200	50	30
合計	–	1,640（29.1kcal/kg）	92（1.6g/kg）	46.4

※身長160cm、標準体重56.3kgを基準に算出。
※目標：30kcal/kg、たんぱく質1.5g/kg。

表4◆術後早期の栄養管理

術後	食事（kcal）		経腸栄養（kcal）	静脈栄養（kcal）	総熱量（kcal）
1病日	水、茶	–	108	210	318
2病日	水、茶	–	300	210	510
3病日	分割三分	300（500）	300	210	810
4病日	分割三分	300（500）	600	420	1,320
5病日	分割五分	400（700）	600	420	1,420
7病日	分割全粥	600（900）	600	420	1,620

食事は半量摂取で計算。（　）は全量摂取エネルギー。

＋食事（1,200kcal）を標準とする術前栄養強化メニューを作成して、管理栄養士の指導のもと運用しています（**表3**）[11]。

✦ 術後管理

　最近はERAS®などの普及により、経口摂取は術後数日以内に開始する施設が多いと思われます。早期経口摂取により縫合不全が増加することはありません[5]。私たちは飲水開始と経腸栄養は術後1病日から、食事は3病日から再開して段階食でアップします（**表4**）[11]。確実な鎮痛で早期離床をすすめ、腸管蠕動を促進して早期経口摂取を導きます。

　『ESPEN周術期ガイドライン』[6]は術後経口摂取量が必要量50%以下の場合に栄養補助療法をすすめています。また、ERAS®-PDガイドライン[3]は、手術翌日より普通食開始可能とありますが、術後早期の経口摂取量は少なく、食事で必要量の5割をまかなうことは困難です。この時期、患者にONSをすすめても十分飲用してもらえないため、経腸栄養と静脈栄養を併用することが現実的です。

欧米では、術後経腸栄養は小腸軸捻転などの合併症回避のため経鼻栄養を推奨しています。しかし鼻咽頭不快感や誤嚥リスクがあるため、私たちは術中、経胃的に空腸瘻を造設しています。空腸栄養の膵外分泌刺激作用は少ないので、栄養剤組成に制限はありません。私たちは免疫栄養剤で消化態、脂質を含むペプタメン®AF（ネスレ日本株式会社 ネスレヘルスサイエンスカンパニー）を使用しています[11]。乳糜瘻合併例は無脂肪タイプの栄養剤に変更します。静脈栄養は、経腸栄養が可能な症例では末梢静脈栄養が原則で、糖・電解質・アミノ酸輸液を使用します。脂質は原則、経腸栄養で投与するため、術後急性期に脂肪乳剤は使用しません。

　『日本版重傷患者の栄養療法ガイドライン』[12] では、重症急性期の栄養過剰による感染リスクが指摘されています。高侵襲手術である PD 術後数日以内の投与エネルギーも同様に 20kcal/kg 以下で設定し、その後漸増して 25 〜 30kcal/kg、たんぱく質投与は異化亢進に対して早期から 1.5g/kg を目標とします。

　順調に経過した場合、術後 1 週間程度で食事は普通食までアップ可能です。摂取量をみながら経腸栄養は ONS に変更して末梢静脈栄養は終了します。

✦ 血糖管理

　感染防御、創傷治癒促進のために術後血糖値は 140 〜 180mg/dL に保つことが推奨されています。速効型インスリン皮下注（スライディングスケール法）を行いますが、コントロール不良症例は速効型インスリン静脈内持続投与(0.5 〜 1.5E/h) ＋皮下注に切り替えます。持続静注は経口摂取が安定する 1 週間前後で持効型インスリン皮下注に変更可能です。

✦ 術後膵液瘻と胃内容排泄遅延

　術後膵液瘻（postoperative pancreatic fistula；POPF）は術後 1 週間前後で発症することが多く、ドレーン洗浄やコンピュータ断層撮影（computed tomography；CT）ガイド下ドレナージなどで対応します。食事および経腸栄養は一時止めますが、病巣が限局化して出血を伴わない場合は、その後、経腸栄養（空腸瘻）は継続可能で食事も再開できます。一方、膵消化管縫合不全など膵液の漏れが多い症例は絶食、TPN 管理で経過をみます。

　胃内容排泄遅延（delayed gastric emptying；DGE）の原因は不明で、合併すると約 3 週間は食事摂取困難です。回復するまでは経腸栄養（空腸瘻）＋末梢静脈栄養で対応します。エリスロマイシン（マクロライド系抗菌薬）が有効な場合がありますが、保険適用はありません。

✦ 術後遠隔期管理

　多くの症例で、退院後の食事摂取量は入院療養中よりも一時的に減少します。さらに、

術後補助化学療法のため食欲不振は必発です。私たちは補助化学療法が終了するまでは
ONS を付加し、術後 1 年までは 3 ヵ月ごとに管理栄養士が栄養アセスメントと指導を行って、外科主治医や腫瘍内科医と連携しています[13]。通常、術後 3 ヵ月ごろから摂取エネルギーは回復に転じ、再発しなければ術後 1 年で術前とほぼ同じレベルまで回復します（未発表データ）。

◆膵外分泌機能不全と膵性糖尿病

高度膵線維化を認める症例はしばしば膵外分泌機能低下を認め、脂質消化がもっとも障害されます。脂溶性ビタミンや亜鉛（味覚障害）など微量元素吸収も低下し、食欲不振を悪化させます。患者は一日便量が多い（消化不良）、黄色調がうすい（脂肪便）、排ガスが多く臭い（家族申告）などを訴えます。高力価膵消化酵素補充薬（リパクレオン®）を投与して外分泌機能を補助します。食事の脂質は常食と同じ（40 ～ 50g/day）で制限せず、マルチビタミンや微量元素も補充します。

内分泌機能に障害がおよぶと膵性糖尿病を合併します。グルカゴン分泌障害もあるので低血糖に要注意です。消化吸収不良のためみかけ上の血糖上昇は軽度でインスリン投与量も少なめですが、栄養不良は進行します。リパクレオン®を投与して消化機能を改善した後、あらためて血糖値を是正します[14]。

④ おわりに

現在も膵臓がんは難治がんの筆頭ですが、手術、化学療法、周術期管理の進歩により予後は少しずつ向上しています。安全な手術、十分な化学療法を行うためには、病態に応じた栄養管理をシームレスに行うことが必要です。多職種（multidisciplinary）で多角的（multimodal）に対応するチーム医療が求められています。

引用・参考文献

1) 日本膵臓学会編．"所見の記録法：進行度（Stage）"．膵癌取扱い規約．第 7 版．東京，金原出版，2016，45.

2) Fearon, KC. et al. Enhanced recovery after surgery : a consensus review of clinical care for patients undergoing colonic resection. Clin. Nutr. 24（3），2005, 466-77.

3) Lassen, K. et al. Guidelines for perioperative care for pancreaticoduodenectomy : enhanced recovery after surgery（ERAS®）society recommendations. Clin. Nutr. 31（6），2012, 817-30.

4) Coolsen, MM. et al. Improving outcome after pancreaticoduodenectomy : experience with implementing an enhanced recovery after surgery（ERAS®）program. Di. Surg. 31（3），2014, 177-84.

5）眞次康弘ほか．膵頭十二指腸切除術における術後回復力強化（Enhanced Recovery After Surgery：ERAS®）プログラムの安全性と有用性の検討．外科と代謝・栄養．50（5），2016，297-305.

6）Weimann, A. et al. ESPEN guideline : Clinical nutrition in surgery. Clin. Nutr. 36（3），2017, 623-50.

7）日本肝胆膵外科学会胆道癌診療ガイドライン作成委員会編．"胆道ドレナージ：CQ19 外瘻患者における胆汁返還は有用か？"．エビデンスに基づいた胆道癌診療ガイドライン．改訂第2版．東京，医学図書出版，2015，65.

8）Taniguchi, H. et al. Preoperative fluid and electrolyte management with oral rehydration therapy. J. Anesth. 23（2），2009, 222-29.

9）Arends, J. et al. ESPEN guideline on nutrition in cancer patients. Clin. Nutr. 36（1），2017, 11-48.

10）Aida, T. et al. Preoperative immunonutrition decreases postoperative complications by modulating prostaglandin E2 production and T-cell differentiation in patients undergoing pancreatoduodenectomy. Surgery. 155（1），2014, 124-33.

11）伊藤圭子ほか．膵・胆道手術における免疫栄養療法とアウトカム．栄養経営エキスパート．3（1），2018，49-54.

12）日本集中治療医学会日本版重症患者の栄養管理ガイドライン作成委員会．"栄養管理の実際：成人：栄養療法の開始"．日本版重症患者の栄養療法ガイドライン総論2016＆病態別2017（J-CCNTG）ダイジェスト版．東京，真興交易医書出版部，2018，36-7.

13）眞次康弘ほか．ESSENSEプロジェクトに準じた術後食の検討．臨床栄養．130（1），2017，48-55.

14）丹藤雄介ほか．膵内・外分泌をめぐる現状と展望：膵酵素補充療法．膵臓．32（4），2017，693-8.

MEMO

第 3 章
がん患者の緩和ケアと栄養療法

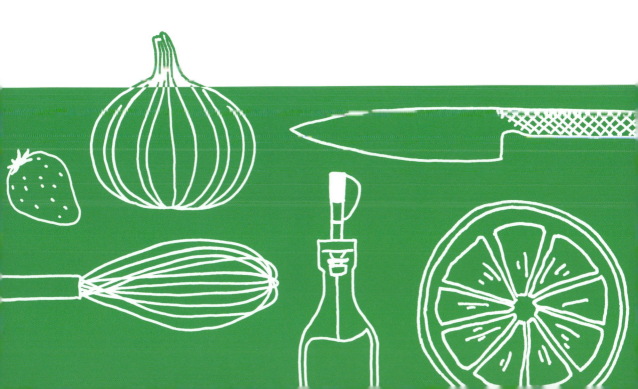

1 | 終末期がん患者の栄養管理

森直治 もり・なおはる ● 愛知医科大学医学部緩和ケアセンター教授

❶ 療養生活を向上させる上質な栄養管理

　　終末期のがん患者が、生活の質（quality of life；QOL）を高く維持するためには、質の高い栄養管理が必要です。食事や栄養状態は、患者や家族にとって、療養生活の最大の関心事項ですが、栄養改善が困難な終末期には、医療者の栄養管理への関心も低下しがちです。また、終末期の栄養管理方法や代謝変化の理解が十分でないため、適切な栄養管理がなされないことも少なくありません。

　　本稿では、抗がん治療が無効となるなど、がんのコントロールが困難となり、体液の貯留や日常生活動作（activities of daily living；ADL）、全身状態（performance status；PS）の低下がみられるようになった推定予後が1～2ヵ月以内の時期を想定し、療養生活を向上させる上質な栄養管理について概説します。

❷ 終末期の代謝動態と栄養管理

　　がんの終末期には多くの患者が、骨格筋量の減少を主徴とする悪液質の状態に陥ります[1, 2]。悪液質は、がん組織との免疫応答のなかで慢性的な炎症反応を生じ、種々の代謝異常がみられる状態です。腫瘍細胞からも筋肉量を減少させる特異物質が放出され、急速な筋肉量の低下をまねきます。インスリン抵抗性をはじめとする種々の代謝異常が進行すると、栄養素を摂取しても有効に同化されなくなり（同化抵抗性）、体液貯留や高血糖、脂質異常症（高脂血症）などの有害事象をひき起こすようになります[1]。このように同化抵抗性が高度となり、栄養状態の改善が不可能となった悪液質の進行した段階を「不可逆的悪液質」あるいは「不応性悪液質」と呼び、多くの終末期患者がこの状態に陥ります（図1）[3]。

　　がん終末期の代謝障害は、糖質、たんぱく質、脂質の三大栄養素はもとより、水分やエネルギー代謝にもおよびます[4]。一般的に進行がん患者の消費エネルギー量は増加し、必要エネルギー量が増加しますが、終末期になると同化できるエネルギー量は低下するため、投与エネルギー量の減量が必要となります[5]。また、生理的な状態で終末期には、代謝動

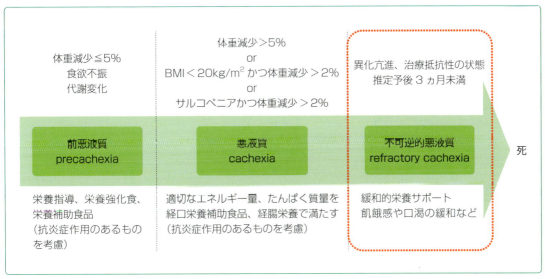

図1 ◆ 悪液質のステージと栄養療法

態の変化とともに経口摂取量も低下します。食欲不振は、高サイトカイン血症や消化管の浮腫、蠕動不全など、種々の要因が複合的に影響します。コルチコステロイドやオランザピンなどの薬物治療が短期的に有効なこともありますが、死が近づくにつれ治療抵抗性となります[6]。

経管栄養や静脈栄養といった人工的な栄養投与が行われている場合は、医原性のQOL低下を起こさないように注意深い配慮が必要です。経管栄養症例では、終末期に代謝が低下すると、それまで順調に行われていた投与量でも腹部膨満や下痢を生じるようになり、次第に経管栄養の継続が困難になります。状態に応じて投与量を減量し、無理な経管栄養による有害事象によってQOLを悪化させないよう、減量や中止を判断します（表）。

静脈栄養では経管栄養時にみられるような生理的な拒絶症状が明確でないため、より注意深い配慮が必要です。高カロリー輸液では、高血糖や内因性のインスリン分泌に由来する体液貯留の増悪のリスクが高まります。また、輸液による水分の過剰は、容易に浮腫、胸・腹水といった体液貯留の増悪をもたらします[5]。体液貯留以外にも、気道分泌の増加や呼吸状態の悪化、消化液の分泌増加によるイレウス症状の悪化などが大きくQOLを低下させるため、これらの兆候、症状を注意深く観察し、水分の過剰が疑われたら、速やかに輸液を減量します。

表◆終末期に人工栄養の認容性を判断する兆候・指標

●**体液貯留**
　浮腫
　胸水
　腹水
　気道分泌量
　体重
　消化管閉塞ドレナージ症例では排液量の増加
●**糖代謝**
　血糖高値、インスリン必要量増加
●**脂質代謝**
　中性脂肪（トリグリセリド）高値

　三大栄養素の代謝のなかで、脂質代謝は比較的、障害されにくいとされていますが、脂肪乳剤による脂質異常症（高脂血症）にも注意が必要です[7]。

❸ 栄養管理のゴール

　栄養状態を改善することがむずかしくなったがんの終末期には、QOL の維持・向上が栄養管理のおもなゴールとなります[2,7]。患者と家族が、限られた時間を少しでも快適に、よりよい状態で過ごせるようなサポートを心がけます。栄養状態の悪化を遅らせ、過度な栄養負荷が QOL を悪化させないよう、細かい配慮が必要です。そして、食べることや栄養に関する不快な症状を緩和し、食や栄養に関する思いに寄り添うサポートを行います。

❹ 最後まで食べるという希望を支える栄養サポート

　「食べる」ことや栄養に関することは、患者や家族の最大の関心事項です。栄養状態の改善がむずかしい終末期においても、「食べる」ことのサポートは、栄養管理に携わる者の重要な使命です[8]。

◆味覚の変化に沿った食事

　終末期の患者の多くが、味覚の変化により通常の食事をおいしく感じられなくなります。口腔乾燥や汚染、化学療法に伴う粘膜障害、亜鉛欠乏など、種々の要因により、味覚が変

化したり、鈍化します。口腔ケアをしっかりと行い、経口栄養補助食品などを用いて、微量元素の欠乏を是正します。しかし、味蕾の消失などで失った味覚を回復させることは困難です。

食べものを甘く感じたり、甘さを感じなくなったり、特定の味覚に限らず全般に味がしないなど、患者個々に味覚の変化は異なります。患者の話を聞き、味覚の変化に沿った食べやすい食事の提供を心がけます。

◆ テクスチャーの工夫

口腔問題や嚥下機能の低下、消化管狭窄などにより、通常の形態の食事がとれない患者にはテクスチャーの工夫が必要です。病院ではさまざまなテクスチャーの食事を用意できますが、退院すると簡単ではありませんでした。「摂食回復支援食あいーと®（イーエヌ大塚製薬株式会社）」など、見た目がよく、通過障害時にも有効な製品が市販されています[8]。最後まで食べるという欲求に対するテクスチャーの工夫が、在宅でも容易になりました。最後まで食べたいという希望を支えるために、これらの知識を患者・家族と共有していくことが重要です。

◆ ドレナージ中でも諦めない

消化管ドレナージを受けていても「食べる」ことを続けることはできます。原発巣や腹膜播種による消化管の通過障害がみられる患者は、多くの場合、輸液による水分、あるいは栄養補給がされ、経鼻胃管やイレウス管、胃瘻などのチューブによるドレナージを受けています（図2）。このような場合、液体はドレナージチューブから排出されるため、水分の摂取を続けることは問題なく可能です。また、前述の「摂食回復支援食あいーと®」のような、消化管内で崩壊する物性の食事であれば、ドレナージチューブから再排出されるため、「食べる」という欲求をかなえることができます。消化管閉塞があっても諦めないで、食べる工夫を行い、QOLを向上させることに努めます。

⑤ 病状の認識と目標の共有

医療者と患者・家族が、病状や予後の共通認識をもって、療養生活の目標を共有することが、満足度の高い療養生活を過ごすうえで大切です。しかし、実際の医療現場において、病状の認識と目標の共有がうまくいっていないことも少なくありません。医療者側の問題と、患者・家族とのコミュニケーションについて述べます。

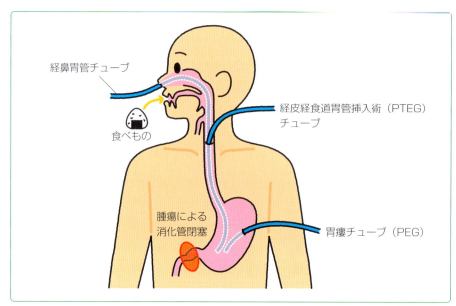

図2 ◆ 消化管ドレナージと経口摂取の維持

✦ 医療者間の情報と目標の共有

　医療者間で、情報や医療の目標を共有することはチーム医療の基本です。コミュニケーションがよくないと、上質な栄養管理を行うことはできません。予後の評価や終末期の代謝動態の理解は、主治医だけでは適切に行われないことも少なくないため、医療チームで話し合い、適切なアセスメントや情報、そして目標を共有することが栄養管理においても大切です。

✦ 患者・家族との思いのズレの解消

　患者・家族の病状認識が十分でなく、希望と現状に解離が生じているケースも少なくありません。最近では、がんの病名告知はほとんどの患者にされるようになりました。しかし、予後の告知をくわしくされていないことは依然として多く、患者の希望が、予後や現状とズレていることがあります。また、告知や病状の説明がされていても認識のズレがあったり、終末期の代謝の不理解により、医療者側が最良と考える栄養管理方法と、患者・家族の思いや希望の間に差ができ、結果として患者が満足感を得られず、QOLも悪化させてしまうことがあります。医療者間で情報と認識を共有し、患者や家族との認識のズレを最小限にするように、コミュニケーションに努めます。

◆ 家族の思いが苦痛になる場合

　　がん終末期に「最後まで食べたい」という希望をサポートする重要性を述べましたが、時には「食べたくない」と感じている患者や、あるいは食べられないのに家族から食べることを求められ、苦痛を感じている患者も少なくありません。終末期に種々の要因で食事がすすまない患者にとって、家族の思いがストレスの原因になります。患者を思う家族の気持ちを尊重しつつ、患者本人のストレスを軽減できるような寄り添うサポートを行いましょう。

❻ 質の高い栄養サポート

　　人は生理的な状態で、死が近づくにつれ経口摂取量は減少し、死を迎えます。医療の進歩により経口摂取が満足にできないがん患者に対して、種々の栄養法が施行可能となりました。しかし、終末期には、人工的な栄養投与がQOLの低下を招くことも少なくありません。また、食や栄養に関するさまざまな苦痛や思いが交差します。終末期においても栄養管理は非常に重要です。残された時間を少しでも快適に過ごせるような、質の高い栄養サポートに努めましょう。

引用・参考文献

1) Evans, WJ. et al. Cachexia : a new definition. Clin. Nutr. 27 （6）, 2008, 793-9.

2) Fearon, K. et al. Definition and classification of cancer cachexia : an international consensus. Lancet Oncol. 12 （5）, 489-95.

3) Arends, J. et al. ESPEN expert group recommendations for action against cancer-related malnutrition. Clin. Nutr. 36 (5), 2017, 1187-96.

4) Argilés, JM. et al. Cancer cachexia : understanding the molecular basis. Nat. Rev. Cancer. 14 （11）, 2014, 754-62.

5) 日本緩和医療学会緩和医療ガイドライン委員編. 終末期がん患者の輸液療法に関するガイドライン2013年版. 東京, 金原出版, 2013, 181p.

6) 特定非営利活動法人日本緩和医療学会ガイドライン統括委員会編. がん患者の消化器症状の緩和に関するガイドライン2017年版. 東京, 金原出版, 2017, 176p.

7) Arends, J. et al. ESPEN guidelines on nutrition in cancer patients. Clin. Nutr. 36 （1）, 2017, 11-48.

8) 森直治ほか. 終末期医療における栄養療法. コンセンサス癌治療. 12 （1）, 2013, 43-5.

2 | がん患者の在宅療法における 栄養管理

城谷典保 しろたに・のりやす ● 医療法人社団鴻鵠会新横浜在宅クリニック院長

❶ がん患者の栄養障害

　　がん患者の栄養障害による体重減少は日常的に観察されます。その原因として、がんそのものが関与する一次的なものはがん悪液質の病態です。二次的なものとしては、がんによる消化管通過障害、がん治療による摂食障害、抑うつなどによる摂食障害などがあげられます。

❷ 在宅栄養療法の目的と適応

　　在宅栄養療法は、経口摂取のみで栄養必要量を満たすことができない患者に、家庭や施設などで行う栄養管理です。本来の目的は、地域社会のなかで生活できる環境をつくるための支持療法です。

　　在宅栄養療法は、在宅静脈栄養と在宅経腸栄養に大きく分けられます。その適応は病状が安定して栄養療法を継続的に実施することで、栄養状態の維持や改善に役立つ場合です。したがって、適応症はがん緩和医療における支持療法、二次的な要因にて栄養管理を必要とする患者です。がんによってひき起こされる代謝障害の患者は、通常の栄養投与では体重や栄養状態の維持は困難なことがほとんどであり、その実施には慎重であるべきです。

❸ 在宅栄養療法の条件

　　在宅栄養療法は、患者自身や介護者（家族を含む）に十分にその利点と欠点を説明して実施する必要があります。そして、患者や介護者がその管理を安全かつ確実にできるように指導しますが、必要に応じて医師、看護師、薬剤師、管理栄養士、ケアマネジャー、介護職などによる支援体制を組み立てます。

表1 ◆ 在宅栄養管理

- **在宅静脈栄養法（home parenteral nutrition；HPN）**
  ・皮下埋込み式カテーテル（ポートタイプ）
  ・長期留置用カテーテル（ブロビアック、グローションなど）
- **在宅経腸栄養法（home enteral nutrition；HEN）**
  ・胃瘻（percutaneous endoscopic gastrostomy；PEG）
  ・経食道胃瘻（percutaneous transesophageal gastric-tubing；PTEG）
  ・空腸瘻（percutaneous endoscopic jejunostomy；PEJ）

4 在宅栄養療法の方法（表1）

　　　在宅栄養療法が必要な場合は、経腸栄養をできるだけ選択します。消化管機能に障害があり、経腸栄養では十分に管理できない場合は静脈栄養が選択されます。原則として、長期の在宅経腸栄養では胃瘻、腸瘻が用いられます。長期の在宅静脈栄養では長期留置用中心静脈カテーテルが用いられますが、その栄養管理の詳細は本稿では省略します。

5 在宅経管経腸栄養法 [1]

✦ 経腸栄養投与ルート（アクセス）の選択

　　　経腸栄養は経口摂取と経管栄養に分けられ、経管栄養ルートには経鼻経管法と胃瘻栄養法、腸瘻栄養法があります。まれに、経食道ルート（percutaneous transesophageal gastric-tubing；PTEG）が使用されます。

✦ 栄養剤の投与法と栄養投与量

　　　経腸栄養剤の投与法としては、24時間持続的に投与する持続投与法と間欠投与法があります。

　　　持続投与法は、重症例などで胃内や幽門後経路で空腸内へ投与しますが、在宅では主として間欠投与法が選択されます。この方法を用いて、朝、昼、夕と1日2〜3回に分けて、1回あたり1〜2時間かけて胃内に投与します。

　　　間欠投与法は昼間や夜間の時間帯に投与する方法であり、昼間は食事を摂取させ、足りないぶんを夜間に投与するなどの方法です。

　　　在宅療養における栄養投与量は、個々の病態により栄養必要量が異なります。一般的には基礎代謝量、活動状態、ストレス指数などを加味して決定しますが、在宅においてはお

よそ基礎代謝量＋αと全体的に低めに投与されるケースが多いです。

◆経管栄養の実施手順

経管栄養は、経皮内視鏡的胃瘻造設術（percutaneous endoscopic gastrostomy；PEG）の普及とともに発展した経緯があり、在宅療法では胃瘻管理の習得がきわめて重要です。本稿では胃瘻を中心に解説します。そのほかの方法については成書を参照してください。

■胃瘻カテーテル

カテーテルは、胃内固定法とカテーテルの長さにより4種類に分けます。そのときの患者の病態に合う方法を選択します。

①バンパー型

腹壁を2枚の板で挟み込む構造であり、胃内固定をバンパー、体表のものをストッパーと呼びます。

②バルーン型

胃内で蒸留水を使用してバルーンを膨らませて固定します。バンパー型に比べて交換が容易であり、手技的な合併症も少ないです。バルーンが破裂して自然抜去されることがあります。

③ボタン型

体表面からカテーテルが出ておらず、ボタンのみが体表に出ています。

④チューブ型

体表面から40〜50cm前後のチューブが出ているタイプであり、最近はよく使用されます。

■胃瘻交換

胃瘻交換はボタン型で約6ヵ月間隔、バルーン型では1〜2ヵ月で交換します。最近では、携帯用内視鏡を使用して胃瘻交換を行うことで合併症の発生を予防できます。

まず、胃瘻交換を予定する前の栄養剤の注入を中止します。胃瘻抜去は、バンパー型では腹壁を非利き手で固定して利き手で抜去します。少し抵抗はありますが、挿入しているガイドワイヤーに沿って抜き、ガイドワイヤーは胃内に挿入したままとします。その後、ガイドワイヤーに新しい胃瘻キットを誘導して胃内に留置します。留置後は、内視鏡にて確実に胃内に留置されていることを確認して終了とします。この確認ができていれば、挿入直後からでも栄養剤の投与が可能です。

バルーン型では、瘻孔に沿って抵抗がない状態で挿入して、バルーンを蒸留水で膨らませます。その後、同様に内視鏡で確認します。

■ 胃瘻管理中の合併症と対策

在宅管理ではすでに瘻孔は形成されている状態です。その状態における合併症について述べます。

①バンパー埋没症候群

バンパーの圧迫固定が強すぎる場合に胃粘膜内にバンパーが埋没します。時には、瘻孔からバンパーの一部が露出してしまうこともあり、このような場合はバンパーを抜去して瘻孔閉鎖を行います。

②胃瘻周囲肉芽形成

バンパー固定が強い場合に機械的刺激で肉芽形成されます。バンパー固定を緩めること、ステロイド塗布にて肉芽が縮小します。

③瘻孔径の拡大

カテーテルが瘻孔に対して斜めに固定されている場合などに起こります。栄養剤や滲出液の漏れが起こり、皮膚周囲のびらんをひき起こします。カテーテルをできるだけ斜めにならないように固定したり、径の大きいものに入れ替えます。

④カテーテル関連トラブル

栄養剤を注入していると、カテーテル内にヨーグルト状の付着物が生じます。カテーテル閉塞や雑菌の混入につながるので、栄養剤注入後に白湯で洗浄します。また、食用酢を10倍希釈したものをカテーテル内に充填しておくこともすすめられます。

カテーテルが事故（自己）抜去された場合の対策も重要です。抜去後の瘻孔は数時間以内に閉鎖されてしまうので、医師や看護師が到着するまでに、瘻孔内に抜去されたカテーテルの一部を利用して挿入するように家族に指導しておきます。

■ 経鼻胃管

最近は胃瘻を拒否する場合にしばしば在宅でも使用されます。経鼻胃管の挿入は比較的容易に挿入できますが、挿入時に咽頭痛やのどの違和感が生じます。経鼻胃管を留置している場合は、嚥下機能にマイナスの影響が出やすいので注意が必要です。

①チューブの選択

最近は咽頭部の違和感が少ないシリコーン製やポリウレタン製が主流です。欠点は材質がやわらかいことで、スタイレットやガイドワイヤーを使用して挿入します。使用する栄養剤の種類にもよりますが、一般的には径10Frから16Frのチューブが使用されます。

②経鼻胃管の合併症と対策

いちばん重篤な合併症は気管内への誤挿入です。このような状態で栄養剤を注入してし

まうと、重篤な肺合併症を発生させます。

　チューブ挿入時に胃内に挿入されていることを確実に確認します。在宅での入れ替えにおいては、チューブ内への送気音を腹部聴診で確認する方法がよく行われますが、気管内への誤挿入と区別できない場合があります。色素注入して胃内容物の逆流を確認する方法もありますが、筆者は携帯用超音波装置を使用し、胃内にチューブ送気を行って胃が拡張することや、胃内にチューブがある画像で確認する場合があります。

　経鼻チューブの固定による皮膚炎と鼻孔周囲の潰瘍形成では、固定部位を移動させながら固定を行います。

❻ 栄養剤の固形化 [2]

　胃瘻から注入する栄養剤の固形化による利点が指摘されています。

　嘔吐や瘻孔周囲の漏れを防ぐことができ、注入時間の短縮や下痢の発生頻度を減少させます。また、食道への栄養剤の逆流の減少によって、誤嚥性肺炎の頻度を低下させるとされます。在宅で半固形栄養剤による胃瘻栄養を積極的に行うことによって、経口摂取への移行など患者の生活の質（quality of life：QOL）向上にも寄与します。

◆ 半固形栄養剤の原材料

　半固形栄養剤には市販されたものと、液体栄養剤を市販のゲル化剤や増粘剤で半固形化したものがあります。さらに2014年に、わが国初の医薬品の半固形栄養剤であるラコール®NF配合経腸用半固形剤（大塚製薬工場）が上市されました。

　半固形化の調整に使用される材料としては寒天、ゼラチン、ペクチン、カラギナン、デンプン、グアーガム、キサンタンガムなどがありますが、ゼラチンは体温で液体となるため半固形化の調整には不向きです。市販の半固形栄養剤は現在、10種類を超える製品が発売されています。製品により熱量や含有水分量、粘度に大きな差があり、使用時には組成表を確認して使用します（表2）。一般に、市販のゲル化剤には寒天やペクチンが、増粘剤にはデキストリンや増粘多糖類、デンプンなどが使用されています。

◆ 半固形栄養剤の利点

■ 肺炎の予防

　半固形栄養剤の使用により、誤嚥性肺炎のリスクが軽減されます。今後はさらに、誤嚥性肺炎が予防できる必要最低限の粘度や組成についての検討が必要です。

表2 ◆ おもな半固形栄養剤

製品名 (販売製造元)	1パックの容量	1g (1mL) あたりの 熱量 (kcal)	100kcalあたり						粘度 (mPa·s)	測定条件
			たんぱく質 (g)	脂質 (g)	糖質 (g)	食物繊維 (g)	水分 (g)	食塩相当量 (g)		
PGソフト^{IM}EJ (テルモ株式会社)	200g 267g	1.5	4.0	2.2	15.7	0.4	44	0.35	20,000	25℃、6rpm
アイソカル[Ⓡ] セミソリッド サポート (ネスレ日本株式会社 ネスレ ヘルスサイエンス カンパニー)	200mL 250mL	2.0	3.6	4.0	11.5	1.9	33	0.32	20,000	20±3℃、 6rpm
アクトエールアクア (株式会社クリニコ)	400g	0.75 1.0	4.0	2.8	14.4	2.0	109.3 76	0.46	20,000	20℃、6rpm
明治メイバランス ソフトJelly (株式会社 明治)	150mL	1.0	4.0	2.8	14.4	1.0	84.6	0.20	10,000	20℃、12rpm
カームソリッド (ニュートリー株式会社)	400mL	0.75 1.0 1.25	3.8	2.2	15.7	1.3	116 83 63	0.5	10,000 20,000	20℃、12rpm 20℃、6rpm
ハイネ[Ⓡ]ゼリー (株式会社大塚製薬工場)	300g	1.0	5.0	2.3	14.5	1.2	76	0.45	6,000 12,000	20℃、12rpm 20℃、6rpm
ハイネ[Ⓡ]ゼリーアクア (株式会社大塚製薬工場)	250g	0.8	5.0	2.3	14.5	1.2	101	0.45	6,000 12,000	20℃、12rpm 20℃、6rpm
明治メイグッド (株式会社 明治)	300mL 312mL	1.0 1.28	4.0	2.8	14.2	1.5	83.3 62.5	0.50 0.38	6,000 12,000	20℃、12rpm 20℃、6rpm
アクト メルー (株式会社クリニコ)	167g 222g	1.8	5.0	2.8	13.8	2.0	31	0.46	10,000	25℃、6rpm
リカバリー ニュートリート[Ⓡ] (ニュートリー株式会社)	200g 267g	1.5	5.0	2.4	14.2	1.5	42	0.46	5,000	25℃、12rpm
ラコール[Ⓡ]NF配合経腸用 半固形剤 (医薬品) (イーエヌ大塚製薬株式会社)	300g	1.0	4.4	2.2	15.6		76	0.19	6,500 〜 12,500	20℃、12rpm

第3章 がん患者の緩和ケアと栄養療法

❷ がん患者の在宅療法における栄養管理

■ 下痢の予防

臨床および基礎的検討で、半固形栄養剤を摂取すると、液体の栄養剤に比べて下痢が軽減します。下痢が少なくなる理由として、半固形栄養剤は増粘剤やペクチンなどの食物繊維が比較的多く含まれていることや、粘稠度の増加により胃排出の遅延や小腸の通過時間の延長が推測されます。

■ 高血糖の予防

栄養剤の半固形化によって、食後の血糖の急峻な上昇や高インスリン血症が抑制されます。食後高血糖が抑制される機序としては、液体栄養剤に比べ半固形栄養剤では投与初期の急速な胃排泄がなく、小腸通過時間の延長により糖質の吸収が緩やかになるためと考えられます。

■ 褥瘡の予防

褥瘡に有用である理由としては、短時間での注入によってギャッジアップなどの体位保持時間を短縮できること、便性状の改善によって下痢便が減少し創部汚染が防げること、誤嚥性肺炎や下痢などの減少によって栄養状態が改善することなどが考えられます。

■ 介護における利便性

介護者のメリットとしては、半固形栄養剤の使用により投与時間が短縮され、介護者がほかのことに時間が割けるようになります。また、便の性状が改善し、おむつ交換などの管理が楽になることも介護者にはメリットです。しかし、一方で調整の手間や費用の問題もあり、介護者への負担がさらに軽減される方法の確立が望まれます。

❼ 病院から在宅への移行にあたって

✦ 多職種協働による調整

患者の退院後の行き先が重要であり、自宅へ帰るのか、介護施設やグループホームなどへ行くのかを把握する必要があります。その「場」によって、在宅栄養を管理するスタッフが異なります。自宅では、医療について素人である家族が主たる介護者であることが多く、定期的に訪問看護やホームヘルパーが訪問してケアする体制となります。また施設などでは、施設ごとに看護職や介護職の人数配置が異なっているため、施設の状況に合わせた指導をする必要があります。この調整をスムーズに行うためには、退院時カンファレンスなどで多職種連携を実施することが重要です。

表3 ◆ 在宅医療における栄養管理にかかわる職種と役割

	内科医師	耳鼻科医師	歯科医師	薬剤師	訪問看護師	管理栄養士	歯科衛生士	言語聴覚士	理学療法士	ホームヘルパー	ケアマネジャー
栄養評価	○			(○)	○	○					
嚥下機能評価		○	○			○		○			
口腔ケア			○			○	○				○
歯科治療・義歯調整			○								
食形態		○				○	○				
食材選択						○	○			○	
調理法							○			○	
嚥下訓練					○			○			
調剤				○							
診断・治療	○	○									
ADL改善					○				○		
調理										○	
食事介助					○					○	
連絡調整	(※)	(※)	(※)	※	(※)	※	※	※	※		○

※居宅療養管理指導

◆ 病院と在宅での患者費用負担の違い

　病院に入院中の食事は「給食」がベースです。また、介護保険施設などの入所でも給食が一般的です。給食は「食品」の濃厚流動食が中心となり、狭義の在宅である自宅のようなところでは「医薬品」の経腸栄養剤が多く使用されます。また、腸瘻などでゆっくりした投与が必要な場合などは経腸栄養ポンプを必要とするため、使用する経腸栄養剤に特別な配慮が必要となるなど、在宅特有の制度上の問題があることに留意します。

　濃厚流動食は「食品」という分類であり、全額患者負担になってしまうため、経済的負担が大きく、一般の高齢者の食費から考えると、濃厚流動食はかなり高額となります。一方、薬剤は一般に1～3割負担であり、患者負担が大幅に軽減されます。こうしたことか

ら、在宅では「医薬品」の栄養剤を使うことが多くなるといえます。

❽ 在宅栄養療法にかかわる職種（表3）

　　病院での医療と在宅医療では、それにかかわるスタッフの職種や構成が大きく異なっています。在宅医療では、在宅医、訪問看護師、ケアマネジャー、ホームヘルパーが中心で、訪問リハビリテーションスタッフ（作業療法士、理学療法士など）のほか、行政関係や保健師などがかかわることもあります。こうした病院内ではなじみがない職種との連携が必要です。

❾ 生活支援に欠かせない栄養療法

　　がん患者の在宅生活においては、つねに栄養アセスメントを行って栄養状態を把握します。そして、低栄養状態に陥っている患者に適切な栄養療法を実施することが、QOL の向上につながります。

　　とくに地域包括ケアシステムにおいては、地域社会での食支援をはじめとして、臨床栄養の役割は生活支援に欠かせない方法です。

引用・参考文献

1) 鈴木央. "経管栄養". 在宅医療テキスト. 在宅医療テキスト編集委員会編. 東京, 公益財団法人在宅医療助成勇美記念財団, 2016, 102-5.
2) 清水敦哉. 経腸栄養：半固形栄養剤：臨床的知識：栄養剤形状機能について. PDN. 2018, 34, （http://www.peg.or.jp/lecture/enteral_nutrition/05-02-02.html, 2018 年 10 月閲覧）.

第4章
がん患者の栄養指導

1 がん患者の栄養指導に医師は何を望むか：フィードバックしてほしいこと

鍋谷圭宏 なべや よしひろ ● 千葉県がんセンター食道・胃腸外科部長

❶ がん診療における管理栄養士の役割

　2人に1人ががんに罹患する時代となり、がん診療にチーム医療は欠かせなくなりました。がんという原疾患の治療に加えて、がん患者の全身状態の改善が予後向上につながることが徐々に解明されています[1]。これまで「支持療法」と呼ばれていた栄養療法は、がん治療に欠かせない柱となり、管理栄養士の役割はきわめて大きくなりました。

　とくにがんの外科治療においては、術前低栄養の患者は術後合併症発症率が高いとされています[1, 2]。さらに最近では、外科手術後の合併症発症が、食道がんなどがん患者の長期予後も不良にすることがわかってきました[1,3]。少しでも良好な栄養状態で手術に臨み、術後合併症を予防することが重要です[1〜6]。また、進行胃がん患者では、胃全摘術後の体重減少が術後補助化学療法のコンプライアンスを下げ、予後を不良にすることもあきらかとなりました[7]。このように、化学療法や化学放射線療法においても、がん患者の全身状態が治療の完遂に影響すると思われます。したがって今日では、管理栄養士の専門性をいかした栄養評価と栄養指導は、がんの治療成績向上のために必須であり[4〜6, 8]、医師のみならずチーム医療を行うすべてのスタッフにとって、治療遂行のうえで有用な情報となります。

　本稿では、栄養指導の重要性がとくに高い消化器がん外科治療における栄養指導を中心に、経験を踏まえて述べます。

❷ 治療前（術前）・治療中（化学療法など）

　術前治療の有無にかかわらず手術目的のがん患者は、経口摂取可能なら手術予定日にあわせて入院してきます。しかし近年は、術前入院期間が短く、2日程度です。患者数の多い消化器がん患者では、体重減少がなく、十分に経口摂取が可能な早期がん患者以外は、じつは低栄養状態で入院することもあります[1, 4, 5]。また、早期がん患者でも精神的にダメージを受けて食事摂取不良で手術前に低栄養になることもあります。そのため、手術が決まったときに外来で一度、管理栄養士が面談できる環境が理想的です[4]。適切なアセス

メントで低栄養状態の場合は、本来は術前2週間程度の入院栄養管理をしてから手術に臨むほうが合併症予防のためには望ましいですが、実臨床ではなかなかむずかしいです[4, 5]。最近は、手術支援外来など医師以外のスタッフによる外来も設置されつつありますが、やはり外科医と管理栄養士の情報交換が外来でできる環境が望ましいです。

　可能なら入院日に患者と会い、性格や飲食の嗜好などの情報を多く集めて、外科医のみならず看護師など治療にかかわるスタッフに広く教えてほしいです。入院までの体重の推移は現在の栄養状態をもっとも簡単に推測できますが、近年普及してきた体組成計があれば、治療前から治療後まで経時的に測定すると栄養管理の参考なります[1, 2, 9]。まず主観的包括的評価（subjective global assessment；SGA）の情報をできるだけ集めて、客観的栄養評価（objective data assessment；ODA）の情報とあわせて栄養状態のアセスメントを行い、患者がもっとも摂取できそうな食事の形態、量を医師に提案することが大切です[1, 4]。そのうえで、医師に人工栄養（経腸栄養、静脈栄養）の必要性を考えてもらいます。また、患者に栄養療法（支援）の意義や内容をわかりやすく説明するのも管理栄養士に期待される重要な役割です[4]。経口摂取はできるだけ手術直前まで継続し、術前の経口補水など食品扱いの栄養食品の管理や内服指導もお願いしたいです。

　最近では、進行食道がんなど、まず短期入院で術前化学療法（neoadjuvant chemotherapy；NAC）を何回か行ってから根治手術という患者も増えてきました[1, 2]。この場合、手術は1～2ヵ月後になるので、少しでもよい栄養状態で手術に臨めるように、やはり経口摂取を中心に化学療法中の栄養管理計画を立ててほしいです。NAC中の栄養状態の低下が術後の合併症発生と関係していることが、食道がん患者で報告されており[1, 2, 6]、この時期に栄養状態を改善あるいは少なくとも悪化させないことはきわめて重要です。治療中の味覚や嗜好の変化の可能性について治療前に患者に説明し、治療中は経時的に患者を観察して、副作用などで経口摂取が落ちてきたら、人工栄養を開始あるいは強化するよう、主治医への提案を積極的にお願いしたいです。できるだけ経腸栄養を使いたいですが、必要な静脈栄養はおろそかにせず、両者をうまく併用する栄養管理が理想的です[4, 10]。

　NACを外科医でなく腫瘍内科医が行う施設では、外科医がNAC中の状態をリアルタイムに把握していないことがあります。そのため、管理栄養士もできるだけベッドサイドに行って治療中の味覚や嗜好の変化を聴取し、最新の情報を外科医にフィードバックしてほしいです。食道がん患者のNAC中に、管理栄養士が専門的な栄養学的介入をすると術後の経過が改善したという海外からの報告[6]もあるので、わが国でも管理栄養士の栄養指導は大きな意義があると思われます。

化学（放射線）療法、とくに頭頸部や食道のがんに対する放射線療法は、咽頭・食道粘膜の障害のために治療後もしばらく経口摂取がむずかしくなりやす[8]。こうした経過を念頭においた栄養管理計画（静脈栄養や胃瘻造設なども考慮）は、主治医とともに管理栄養士に期待される役割です。

　また、糖尿病併存患者では、化学療法で使うステロイドの影響、あるいは化学療法の効果による通過障害の改善で経口摂取量が増えて、血糖やHbA1cが上昇することがあります。管理栄養士には、経口摂取量の把握と副作用に対応した適時適切な食事栄養管理の計画を立ててほしいです。これは、手術を前提としない化学療法や化学放射線療法を受けるがん患者の栄養指導においても重要なポイントになります。

❸ 治療後（術後）

　外科手術後では、実際に行われた術式と起こり得る術後合併症や後遺症について、術後できるだけ早いうちに外科医と話ができるとよいです。そのうえで、経口摂取再開の見込みとその際の注意点（誤嚥のリスクなど）を、栄養サポートチーム（nutrition support team；NST）ならびに外科医とのあいだで共有し、今後の栄養管理計画（多くの施設ではクリニカルパス）が適切かどうかを考えることが必要です。

　上部消化管や膵臓の手術後では、消化管再建方法に応じた自覚症状の出現があり[11]、頭頸部がん術後では嚥下に大きな障害が生じます[8]。さらに、消化器がん患者は術後に味覚が変化することが多く、嗜好の変化もみられます[11]。NAC後の手術患者ではとくにその変化は大きく、術後の栄養指導は患者ごとに個別化しなければなりません。術式ごとに起こり得る後遺症を十分に理解したうえで、それを念頭においた栄養指導を術後早期から行い、食事の支援をしてほしいです[11]。

　また、最近は、術後早期回復プログラム（enhanced recovery after surgery；ERAS®など）の導入で、術後の在院期間も短くなりました[4]。そのため、管理栄養士による食の支援が入院中に行われにくいこともあり、さらに不十分な経口摂取でも退院となる場合があります。不十分な経口摂取のままでは必要エネルギーが連日不足し[10]、これが続くと術後早期の体重減少と予後不良[7]につながります。退院時の実際の経口摂取の質と量は管理栄養士が数字も用いて患者に説明し、外科医にもフィードバックして、退院前に嗜好を踏まえて経口的栄養補助（oral nutritional supplement；ONS）付加など、必要な対策を提案してほしいです[8]。

❹ 退院後（外来で）

　消化器がん、とくに食道がん、胃がんや頭頸部がんの術後患者では、退院時の状態が「完成型」ではなく、「時間が解決する」食の悩みもあることをくり返し説明する必要があります[8, 11]。したがって、外来での栄養指導はとても重要で、術後1ヵ月、3ヵ月を目安に時間の経過で食べられるようになり、自信もついてくるであろうと話しましょう[8, 11]。

　一方、化学（放射線）療法後の患者では、治療に伴う副作用が食におよぼす影響は意外と長期化することがあります[8]。これらの回復には個人差もあり、なかなか食べられない患者もいますし、精神的な問題が関与している場合もあり、ほかの患者との比較はあまりしないほうがよいでしょう。

　また、食の悩みを外来で主治医には話せない患者も多く、管理栄養士だからこそ得られた情報を他職種スタッフにフィードバックしてもらえるとうれしいです。摂食障害のさまざまな原因にできるだけ対応した食の指導が第一ですが、適切なONSを含む人工栄養の必要性も積極的に医師に提案してほしいです。

❺ 口から食べる楽しみを

　がん治療中の栄養状態の改善、維持のために、医師は人工栄養を考えがちですが、管理栄養士は「経口摂取（食事）」をいかに増やせるかをまず考えてほしいと思います。「口から食べる」ことは、栄養状態の改善、維持のためだけでなく、がんと闘う希望につながり、楽しい時間を過ごして生活の質（quality of life；QOL）を良好に保つためにも重要です。現在は「がん」患者への栄養食事指導が診療報酬算定可能となり、入院時、退院前、外来でと、一貫した栄養指導で患者主体の栄養サポートを行いやすくなりました。「食べる楽しみ」を提案できるのは管理栄養士ならではのスキルで、経口摂取を中心とした栄養指導と食事の工夫の提案をがん治療中に継続してほしいと思います。

　また、がん治療では、主治医や患者の想い、社会的事情も重視すべきポイントで、医学的・栄養学的な正論がその患者にもっとも適切な対応とは限らないこともあります[12]。それを理解できる心も管理栄養士には必要です。そのためにも医師やほかのスタッフと日ごろからよくコミュニケーションをとり、得られた情報は必ずカルテに記載して、他職種との情報共有を図りましょう。管理栄養士もできるだけ病棟、外来に行き、チーム医療の一員として栄養指導を考えることが重要だと思います[12]。

引用・参考文献

1) 鍋谷圭宏ほか. 術前栄養アセスメント. 外科. 78（8）, 2016, 799-804.
2) Ida, S. et al. Changes in body composition secondary to neoadjuvant chemotherapy for advanced esophageal cancer are related to the occurrence of postoperative complications after esophagectomy. Ann. Surg. Oncol. 21（11）, 2014, 3675-9.
3) Saeki, H. et al. Prognostic significance of postoperative complications after curative resection for patients with esophageal squamous cell carcinoma. Ann. Surg. 265（3）, 2017, 527-33.
4) 佐藤由美ほか. 管理栄養士は何をする？術前・術後の栄養管理：術前栄養管理のポイント. ニュートリションケア. 4（11）, 2011, 1118-26.
5) 日本静脈経腸栄養学会編. 静脈経腸栄養ガイドライン. 第3版. 東京, 照林社, 2013, 488p.
6) Ligthart-Melis, GC. et al. Dietician-delivered intensive nutritional support is associated with a decrease in severe postoperative complications after surgery in patients with esophageal cancer. Dis. Esophagus. 26（6）, 2013, 587-93.
7) Aoyama, T. et al. Postoperative weight loss leads to poor survival through poor S-1 efficacy in patients with stage Ⅱ/Ⅲ gastric cancer. Int. J. Clin. Oncol. 22（3）, 2017, 476-83.
8) 河津絢子ほか. "がん患者への栄養指導：各種がん患者に対する栄養指導の方法：頭頸部癌". がんの栄養管理と栄養指導：エキスパートガイド. 臨床栄養 2016 年 9 月臨時増刊号. 丸山道生編. 東京, 医歯薬出版, 2016, 582-8.
9) 海道利実. 周術期と体組成. 臨床栄養. 128（2）, 2016, 170-9.
10) 鍋谷圭宏ほか. combined nutritional therapy. 外科と代謝・栄養. 52（4）, 2018, 191-4.
11) 鍋谷圭宏監修. 毎日使える！胃を切った人のおいしい回復レシピ 300. 東京, 主婦の友社, 2015, 191p.
12) 鍋谷圭宏. 医師から管理栄養士に希望すること：「配慮」：まずは病棟で情報収集に努めよう／相手の気持ちを理解することから始めましょう. ヘルスケア・レストラン. 18（11）, 2010, 17.

2 がん患者の栄養指導で管理栄養士は何ができるか

川口美喜子 かわぐち・みきこ ● 大妻女子大学家政学部教授

❶ がん患者の病態・治療法・病期と栄養介入法を理解する

◆ 病態・治療法・栄養療法を理解する

　　　がん患者の栄養指導では、まず、栄養スクリーニングとアセスメントを実施し、エネルギー量やたんぱく質の目標量を提示します。副作用が発生した場合のアドバイスを行うとともに、効果が実証されている経口栄養補助食品（oral nutritional supplements；ONS）や経管栄養についても提案します。手術や化学療法、放射線療法などの治療方法、がんの種類、進行度や病態、病期の段階に応じた栄養指導が重要です。本書の2章（**19ページ**）では、がん発症臓器別に患者の病態、治療、栄養療法のポイントが示されていますが、管理栄養士が栄養指導を行ううえで、患者の理解は必須です。多職種連携によるがん患者の栄養指導、栄養支援に役立つ情報として熟読してください。

◆ 病期に沿った栄養指導と食提案

　　　現在、私は、がん患者や家族が、いつでも気軽に治療や日々の生活について相談できる施設「マギーズ東京」で栄養食事支援をしています。がん患者が不安を和らげる場であるマギーズ東京は、英国発祥のマギーズキャンサーケアリングセンターの日本版として設立されました。マギーズ東京での栄養食事支援の経験を踏まえて、がん患者の治療、療養過程にどのような栄養指導を実践すべきなのかを考察します。

　　　がん患者と家族への栄養指導は、外来、入院直後、退院時、外来継続、在宅支援とつながっていきますが、病期によって、また患者一人ひとりによって、食の現実は異なります。がんとともに歩む人生には、積極的な栄養治療を実施する時期、患者が望むかたちで栄養支援を必要とする時期、患者と家族の思いを受け止め、寄り添う時期があり、その病期によって栄養指導、介入の意義は異なります。以下、病期別に述べます。

❷ 積極的治療期

　●がんの病態と治療法を学び、患者が選んだ治療を完遂できる体力、免疫力を維持できる栄養食事療法を提案する。

Nutrition Care 2018冬季増刊　95

患者はがんの診断を受け、治療方法が決定されます。治療による副作用や後遺症の出現、そして治療効果判定によって、維持療法または経過観察となります。この診断、治療の時期に、最初の兆候として体重減少がしばしばみられます。前立腺がん、肺小細胞がん、非小細胞がんでは50％以上の患者に、膵臓がん、胃がんでは80％以上の患者に体重減少を認める報告があります[1, 2]。

　がんと診断されたころの患者の悩みは、不安などの心の問題、家族や周囲の人との関係性、診断および治療そのもの、がんによる症状や治療による副作用、後遺症など、多岐にわたります。

　がん患者の栄養状態悪化の早期発見、抑制、生活の質（quality of life；QOL）の改善のために、診断されたときからの栄養管理が有用と考えます。しかし、患者にとっての精神的、身体的な苦悩を軽減したい気持ちに対して、食への意識は高くありません。「症状、治療法や生活への影響など、闘病のなかで解決していかなくてならないことがたくさんあるのに、食べることを考える余裕もなく、栄養や食事のことを相談するのがなんだか不謹慎に思った」と話す患者もいました。がん患者の栄養問題は、全身的な炎症反応、代謝の異化亢進、がん治療による栄養摂取量の減少に加えて、患者や医療者の栄養状態に対する関心の低さにより、低栄養状態を認識できないことも大きな要因です[3]。「食べたいものを食べたいときに食べればよい」だけでは解決にはなりません。

　患者は、多くの体験談や、あふれるほどあるがん患者のための栄養や食事に関する情報のなかで混乱しています。すべてを否定するのではなく、有害と認めるもの以外であれば、摂取量や摂取方法を伝えます。患者が栄養状態をもっとも意識できるのは体重減少です。1週間で2％以上の減少、1ヵ月で5％以上の減少が継続する場合には、活動量と摂取量を把握し、患者個々の生活と食習慣に沿って、体重を維持できるための積極的な食事の提案を行います。

❸ 慢性的療養期

●再発・転移に対する治療法の過程において、体力の衰えを感じながらの闘病に「この病気に対して何かできることはないか、何かよい治療方法はないか」と生きることへの強い気持ちがあるため、支えとなる栄養食事療法を提案する。

　がんの告知を受けた積極的な栄養療法の時期から、患者・家族を支援し、苦痛の軽減、家族の支えとなる食の提案を行いますが、つらい治療や検査を一つひとつ乗り越え、絶望

感や憤り、不安で、患者の体調や心も揺らいでいます。栄養や食事を提案することによって改善できることがあるのか、患者の気持ちや考えなどを共有しながら具体的な方法を見出します。

患者から「すがる思いでがん患者のための食事治療の本を読んだ。手間や時間はかかるが、書いてあるとおりの食事をしている。本当にそれでよいのかと病院の管理栄養士に聞いたが『エビデンスがないので、お答えできません』といわれ、気持ちをわかってもらえなかった」というような言葉を聞くことが多くあります。食事療法は、病気に対して何かできることはないかと患者が必死な気持ちで探りあてた、自分自身で決定した治療法です。患者は栄養や食事に対する不安を抱えています。また、食欲不振に対する心の落ち込みもあります。つらさをわかってほしいから、楽になる方策を求めているのです。患者の思いを聴くことが大切です。患者の食にかかわる悩み、つらさの状態における事実の語りを「聴く」こと、表情などの非言語が「語る」ことを感じることが、栄養指導になります。

そして、患者の小さな目標を見出す支援をしましょう。「味覚変化によって生きることの喜びを奪われた」と話す患者もいます。味覚変化、口腔粘膜炎のために水がまったく飲めないという患者に、グループワークの場でゼリーや根昆布水をすすめると表情が変わりました。がん患者だけの集団指導の場において、同じ境遇の人と接し、感情を出す機会をもつことは、語ることを通じて有用な支援となります。管理栄養士として情報を伝えるだけではなく、「聴くこと」も大切な栄養指導です。

④ 終末期

●療養環境を見直し、家族や周囲の人と、今、ここでできることを大切にした食事・栄養支援をする。

患者、家族、大切な人々は、不安やつらさ、悲嘆に向き合い、互いに心が揺れています。管理栄養士が食で患者や家族の力となるには、患者の思いに寄り添い、患者の言葉で語られる「食の物語」のメニューを提案することです[4,5]。食べることは、過去の思い出と、思い出している今と、この先に食べたいものを思い浮かべることをつなぎます。食べたいものを思い浮かべることができるのであれば、食べられなくても一歩先につながると感じます。

残された家族や周囲の人々は、死別の悲嘆のなかで、のちに患者の食べたものを思い出すことができると、大切な人との絆が続いていると感じることができます。また、「食べる

喜び」を最期まで提案できることが、管理栄養士としての喜びにもなります。この時期の栄養指導は、患者、家族、大切な人々の気持ちをよく聴き、調理して、料理として提供することです。それは、管理栄養士にしかできません。

引用・参考文献

1) Dewys, WD. et al. Prognostic effect of weight loss prior to chemotherapy in cancer patients. Eastern Cooperative Oncology Group. Am. J. Med. 69 (4), 1980, 491-7.
2) Ravasco, P. et al. Cancer : disease and nutrition are key determinants of patients' quality of life. Support. Care Cancer. 12 (4), 2004, 246-52.
3) 宇佐美眞ほか. 消化器外科における経腸栄養の意義と役割：癌化学療法・放射線療法時の経腸栄養の効果. 臨床外科. 64 (10), 2009, 1405-11.
4) 川口美喜子ほか. がん専任栄養士が患者さんの声を聞いてつくった73の食事レシピ. 東京, 医学書院, 2011, 128p.
5) 川口美喜子. いっしょに食べよう：フレイルを予防し, 老後を元気に暮らすためのらくらくメニュー. 福岡, 図書出版木星舎, 2018, 120p.

第 5 章

Web でダウンロードできる
がん患者向け
副作用対策レシピ

がん患者向け副作用対策レシピ一覧

メニュ 名	料理区分	エネルギー（kcal）	たんぱく質（g）
少量高エネルギーのバナナミルク	デザート	116	3.4
少量高エネルギーアイス	デザート	285	5.1
のりのつくだ煮	副菜	67	2.7
キーマカレー	主食・主菜	219	10.0
茶巾豆腐	副菜	95	7.0
きりざい	副菜	74	5.5
甘酒ラテ	デザート	150	4.2
みそポタージュ	汁もの	51	2.5
ほうじ茶プリン	デザート	95	3.7
豆腐とはんぺんのふわふわ焼き	副菜	79	4.8
空也蒸し	副菜	105	7.1
トマトそうめん	主食・主菜	453	11.2
簡単さけちらし寿司	主食・主菜	350	8.5
さば缶ハンバーグ	主菜	143	10.1
かいわれだいこんサラダ	副菜	96	4.6
アップルアイスクリーム	デザート	270	5.0
かぶの梅和え	副菜	16	0.2
かぼちゃのポタージュ	汁もの	190	6.8
もやしナムル	副菜	63	1.9
鶏ごぼうサラダ	副菜	138	1.7
さばの卵とじ煮	主菜	355	24.5
たらのかぶら蒸し	主菜	104	14.1
魚の甘酢風味	主菜	163	12.5
梅いなり寿司	主食	273	8.8
トマトとフルーツのマリネ	副菜	151	0.6
さつまいもとレーズンのサラダ	副菜	163	2.3
八ツ橋寒天	デザート	83	1.6
豆腐ごまだれあんかけ	副菜	149	8.6
チョコレートムース	デザート	326	2.4
クラッシュスムージー	デザート	152	2.9
五色雑炊	主食	119	3.1
ピーチスープ	デザート	77	0.4
パンナコッタHP	デザート	191	7.2
彩いなり寿司	主食	130	4.5
かぼちゃの鉢蒸しあんかけ	副菜	70	4.4
りんごのシャーベット	デザート	76	0.3
プディングトースト	デザート	324	11.7
お茶ゼリー	デザート	11	0

嘔気	嘔吐	嗅覚変化	味覚変化	下痢	便秘	口腔粘膜炎	開口障害	嚥下障害	通過障害	体重減少	低栄養	食欲不振	掲載ページ
					●	●						●	103
●	●	●										●	104
			●		●							●	105
		●	●									●	106
						●						●	107
												●	108
						●						●	109
						●					●	●	110
							●	●				●	111
							●					●	112
							●	●					113
												●	114
												●	115
												●	116
												●	117
						●					●	●	118
●			●										119
●			●			●			●	●	●	●	120
●												●	121
●					●					●	●	●	122
			●		●					●	●	●	123
		●	●			●				●	●		124
			●										125
			●										126
												●	127
												●	128
												●	129
						●							130
						●							131
						●							132
				●									133
				●									134
						●						●	135
												●	136
						●						●	137
●												●	138
						●						●	139
					●	●						●	140

第5章 Webでダウンロードできる がん患者向け副作用対策レシピ

「がん患者向け副作用対策レシピ」ダウンロード方法

103ページより掲載する「がん患者向け副作用対策レシピ」は、弊社Webサイトよりダウンロードできます。以下の手順にて『Nutrition Care』専用Webページにアクセスしてください。

①

メディカ出版ホームページ（https://www.medica.co.jp/）にアクセス。「メディカパスポート」にログインします。

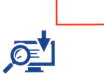
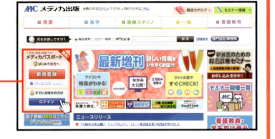

＊ダウンロードには、メディカ出版公式Webサイト会員「メディカパスポート」への登録が必要です。未登録のかたは、先に「はじめての方へ／新規登録」（無料）をクリックし、登録を行ってください。

②

トップページ左にある『Nutrition Care』アイコンをクリックして、専用Webページ（https://www.medica.co.jp/m/nutritioncare/）へ。

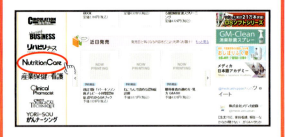

③

『Nutrition Care』専用Webページの「ファイルライブラリ」から、ダウンロードしたい項目をクリックし、以下の「ロック解除キー（パスワード）」を入力してください。【ダウンロード】ボタンを押してファイルを開いてください。

ロック解除キー（パスワード）
NC_recipe_18wntr

※パスワードの有効期限は発行日より2年間です。
※パスワードの有効期間を過ぎますと、本サービスを予告なく休止もしくは廃止する場合があります。あらかじめご了承ください。

①栄養指導における患者へのレシピ提供に使用することを目的に、本書をご購入いただいた方のみを対象としたサービス企画です。無料でご使用いただけます。
②本書でダウンロードしたレシピの執筆者名は削除しないでください。
③データやパスワードを第三者へ再配布することや、商品利用はできません（商品利用…販売を目的とする宣伝広告のため、ダイレクトメール、チラシ、カタログパンフレットなどの印刷物への利用）。
④雑誌や書籍、その他の媒体に転載をご希望の場合は、弊社編集管理課までご連絡ください。

デザート | 少量高エネルギーのバナナミルク

- 便秘
- 口腔粘膜炎
- 食欲不振

松尾宏美 まつお・ひろみ ● 公益財団法人がん研究会有明病院栄養管理部管理栄養士

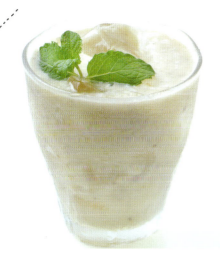

栄養価（1人分）

エネルギー	116kcal
たんぱく質	3.4g
脂質	3.2g
糖質	19.0g
食物繊維	0.6g
食塩相当量	0.3g

※栄養価は1kcal/1mLの通常組成の栄養剤で算出した。

材料（1人分）

バナナ	30g
バニラ味の栄養補助食品	90mL
ミントの葉	適量

つくりかた

1. バニラ味の栄養補助食品とバナナをミキサーで攪拌する。
2. グラスに注いで、ミントの葉を飾る。

POINT

- 栄養剤を購入したものの、嗜好に合わなかった方におすすめのレシピです。
- 甘さが少ないと感じた方は砂糖やはちみつなどを追加してください。
- 腸内の善玉菌のエサになるオリゴ糖を混ぜると便秘予防にさらに効果的です。
- ミキサーを使用するので、2人分以上の分量がつくりやすいです。

デザート | 少量高エネルギーアイス

● 嘔気　● 嘔吐　● 嗅覚変化　● 食欲不振

松尾宏美　まつお・ひろみ　● 公益財団法人がん研究会有明病院栄養管理部管理栄養士

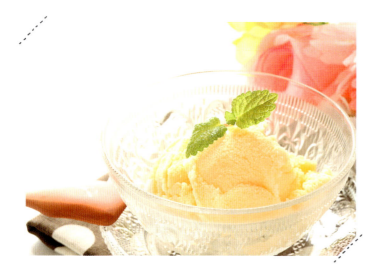

✦ 栄養価（1人分）✦

エネルギー	285kcal
たんぱく質	5.1g
脂質	22.8g
糖質	15.3g
食物繊維	0g
食塩相当量	0.3g

※栄養価は1kcal/1mLの通常組成の栄養剤で算出した。

✦ 材料（1人分）✦

- 生クリーム……………50mL
- ゼラチン………………1.3g
- A
  - 砂糖………………7g
  - バニラエッセンス……少々
  - 栄養補助食品………50mL
- ミントの葉……………適量

つくりかた

1. 生クリームとゼラチンを電子レンジ（600W）に30秒かけ、Aと合わせる。
2. 冷蔵庫で冷やし、固まったらフォークで混ぜる。
3. 器に盛りつけ、ミントの葉を飾る。

POINT

- 栄養剤を購入したものの、嗜好に合わなかった方におすすめのレシピです。
- 冷やすことで、においに敏感になった方も食べやすくなります。
- バニラ以外の味の栄養剤でもつくることができます。
- 好みでヨーグルト50mL、クリームチーズ5g、ブルーベリー10gを入れてもよいです。
- 糖質が気になる方は、砂糖の代わりに市販の人工甘味料1.8g（小さじ3/4）に変更してもよいでしょう。
- 2人分以上の分量がつくりやすいです。

副菜 | のりのつくだ煮

● 食欲不振　● 味覚変化　● 便秘

中濱孝志 なかはま・たかし ● 公益財団法人がん研究会有明病院栄養管理部副部長

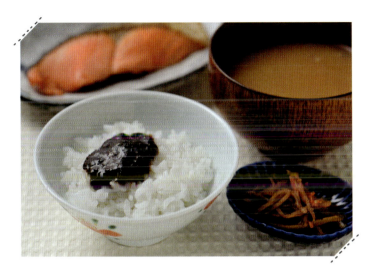

✦ 栄養価（1人分）✦

エネルギー	67kcal
たんぱく質	2.7g
脂質	1.8g
糖質	10.7g
食物繊維	1.3g
食塩相当量	2.1g

✦ 材料（1人分）✦

のりのつくだ煮	30g
テルミール®アップリード™りんご風味	10g

※テルミール®アップリード™りんご風味（テルモ株式会社）。

つくりかた

● のりのつくだ煮とテルミール®アップリード™りんご風味をしっかりと混ぜる。

🍲 POINT

- 簡単で少量、高栄養がとれます。
- つくだ煮の塩味とテルミール®アップリード™りんご風味の酸味がマッチしています。
- ご飯好きの高齢者にもおすすめです。
- 本レシピはテルモ株式会社のホームページにて紹介しました。

| 主食・主菜 | キーマカレー |

●味覚変化　●嗅覚変化　●食欲不振

中濱孝志 なかはま・たかし ●公益財団法人がん研究会有明病院栄養管理部副部長

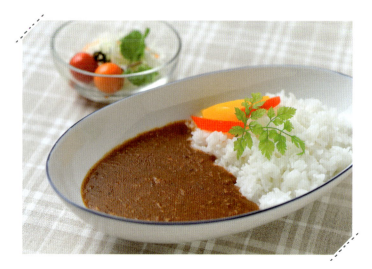

✦ 栄養価（1人分）✦

エネルギー・・・・・・・・・・・・・・・219kcal
たんぱく質・・・・・・・・・・・・・・・10.0g
脂質・・・・・・・・・・・・・・・・・・・・10.4g
糖質・・・・・・・・・・・・・・・・・・・・21.3g
食物繊維・・・・・・・・・・・・・・・・・0.1g
食塩相当量・・・・・・・・・・・・・・・2.7g

※市販品に含まれる成分量によって、栄養成分は変化する。
※食物繊維はテルミール®アップリード™サワー風味のみで算出した。

✦ 材料（1人分）✦

キーマカレー（レトルト）‥150g
テルミール®アップリード™
サワー風味・・・・・・・・・・・・・・・20g

※テルミール®アップリード™サワー風味（テルモ株式会社）。

つくりかた

❶ 市販のキーマカレーを温める。
❷ ❶を器に移し、テルミール®アップリード™サワー風味を入れて混ぜる。

POINT

・カレーの風味はそのままに栄養アップが簡単にできます。
・嗅覚を刺激して、食欲を促します。
・本レシピはテルモ株式会社のホームページにて紹介しました。

副菜　茶巾豆腐

● 食欲不振　● 口腔粘膜炎

恩田佳代子　おんだ・かよこ ● 新潟大学地域医療教育センター魚沼基幹病院栄養管理科栄養管理科長

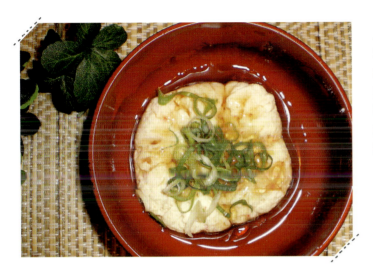

✦ 栄養価（1人分）✦

エネルギー	95kcal
たんぱく質	7.0g
脂質	3.7g
糖質	8.0g
食物繊維	0.4g
食塩相当量	1.8g

✦ 材料（1人分）✦

木綿豆腐	50g
卵	15g
かに風味かまぼこ	10g
かたくり粉	2g
食塩	0.3g
しょうが（おろし）	5g
［めんつゆ（2倍濃厚）	12g
水	10g
［かたくり粉	2g
水	5g

つくりかた

1. ボウルに木綿豆腐、卵、かに風味かまぼこ、かたくり粉、食塩、しょうがを入れて、なめらかになるまで混ぜる。
2. 耐熱の汁椀にラップを敷き、❶のたねを入れ、ラップをねじって上部を止める。
3. 電子レンジ（600W）で3～4分加熱し、ラップを外して器に盛る。
4. 鍋にめんつゆと水を入れて沸騰させ、水溶きかたくり粉でとろみをつける。
5. ❸の上に❹をかけ、葉ねぎをちらす。

POINT

- たねは混ぜすぎるとかたちがくずれやすくなります。
- 好みでおろししょうがをのせてもよいでしょう。
- かに風味かまぼこの代わりに、むきえびやかに（缶詰）でも合います。
- 冷蔵庫で冷やしてもさっぱりと食べられます。

副菜 | きりざい

● 食欲不振

恩田佳代子 おんだ・かよこ ● 新潟大学地域医療教育センター魚沼基幹病院栄養管理科栄養管理科長

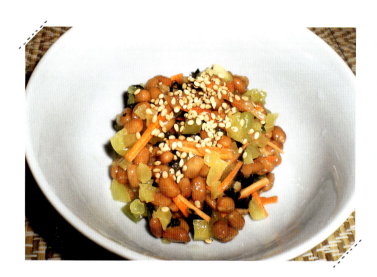

✦ 栄養価（1人分）✦

エネルギー	74kcal
たんぱく質	5.5g
脂質	3.2g
糖質	6.4g
食物繊維	2.8g
食塩相当量	1.0g

✦ 材料（1人分）✦

納豆	30g
のざわな漬	10g
たくあん漬	10g
にんじん	5g
こいくちしょうゆ	3g
白ごま	0.3g

つくりかた

❶ のざわな漬、たくあん漬を細かくきざむ。
❷ にんじんは長さ1cmくらいの千切りにする。
❸ 納豆にこいくちしょうゆ、❶、❷を混ぜる。
❹ 器に盛りつけ、白ごまをちらす。

POINT

- 新潟県南魚沼地域の郷土食です。「きり」は切る、「ざい」は菜のことで、細かく切った野菜を納豆と和えた料理です。
- ご飯によく合い、食欲のないときでも食がすすみます。
- 夏にはみょうがや青じそなどをきざんで入れてもおいしいです。
- 調味には酢や砂糖を入れる場合もありますが、本レシピはシンプルな味つけにしました。

デザート | 甘酒ラテ

●食欲不振 ●口腔粘膜炎

恩田佳代子 おんだ・かよこ ●新潟大学地域医療教育センター魚沼基幹病院栄養管理科栄養管理科長
新潟県栄養士会魚沼支部 にいがたけんえいようしかいうおぬましぶ

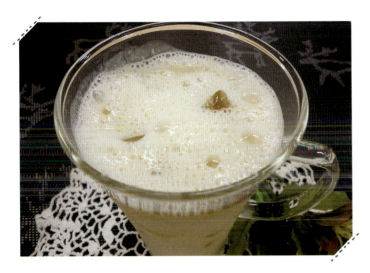

✦ 栄養価（1人分）✦

エネルギー	150kcal
たんぱく質	4.2g
脂質	1.7g
糖質	18.2g
食物繊維	0.6g
食塩相当量	0.1g

✦ 材料（1人分）✦

甘酒	50g
無調製豆乳	50g
ヨーグルト（プレーン）	15g
バナナ	30g
氷	適量

つくりかた

① バナナは皮をむいて2cm厚さの輪切りにする。
② ミキサーに甘酒、無調製豆乳、ヨーグルト、バナナを入れて30秒回す。
③ ②を器に注ぎ、氷を浮かべる。

🍲 POINT

- 砂糖を入れない自然の甘味なので、後味がすっきりとしています。
- バナナの代わりに、いちごやブルーベリーでもアレンジできます。
- 氷も一緒に入れてミキサーにかけるとスムージーとしても飲めます。
- 冬は電子レンジで温めてもよいでしょう。

汁もの | みそポタージュ

●低栄養　●食欲不振　●口腔粘膜炎

恩田佳代子　おんだ・かよこ　●新潟大学地域医療教育センター魚沼基幹病院栄養管理科栄養管理科長

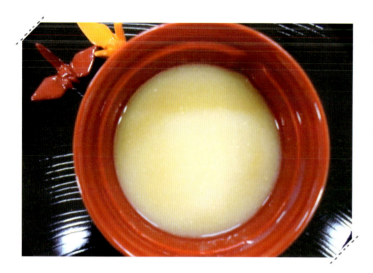

栄養価（1人分）

エネルギー	51kcal
たんぱく質	2.5g
脂質	1.4g
糖質	7.2g
食物繊維	0.4g
食塩相当量	0.9g

材料（1人分）

みそ	4g
水	150g
煮干しだし（パック）	1g
ニュートリーコンク2.5	15g

※ニュートリーコンク2.5（ニュートリー株式会社）。

つくりかた

❶ だしパックでだしをとり、みそを溶き入れる。
❷ ニュートリーコンク2.5を加え、混ぜる。

POINT

- 当院では具なしで提供していますが、自宅でつくるときは好みの具を入れてもよいでしょう。
- だしパックに食塩が含まれるため、みそは少なめにしています。
- ニュートリーコンク2.5は液体なので簡単に料理にプラスできます。みそ汁に加えると、コクが増して飲みやすいです。
- シチューやヨーグルト、茶碗蒸しなどに加えて、エネルギー、たんぱく質を補えます。

デザート｜ほうじ茶プリン

● 食欲不振　● 開口障害　● 嚥下障害

長谷川祐子 はせがわ・ゆうこ ● 岡山大学病院臨床栄養部栄養士長　田中暁美 たなか・あけみ ● 岡山大学病院臨床栄養部管理栄養士
中西智美 なかにし・ともみ ● 岡山大学病院臨床栄養部管理栄養士　田中貴子 たなか・たかこ ● 一般財団法人積善会管理栄養士

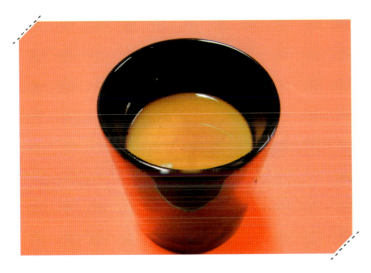

✦ 栄養価（1人分）✦

エネルギー	95kcal
たんぱく質	3.7g
脂質	4.6g
炭水化物	9.6g
食物繊維	0.2g
食塩相当量	0.1g

✦ 材料（8個分）✦

A ［卵黄‥‥‥‥（2個）36g
　　全卵‥‥‥‥（1個）50g
　　グラニュー糖‥‥‥‥50g］
ほうじ茶‥‥‥‥‥‥20g
湯‥‥‥‥‥‥‥‥200g
調製豆乳‥‥‥‥‥550g

つくりかた

❶ A をよく混ぜ合わせる。
❷ 湯を入れたボウルにほうじ茶を入れ、ふたをして約5分蒸らす。
❸ ❷と調製豆乳を鍋に入れ、ゴムベラで混ぜながら2分ほど弱火で煮出した後、火を止めてそのまま15分おき、粗熱をとる。その後、茶こしでこす。
❹ ❶と❸を合わせ、器に入れてアルミホイルを上からかぶせる。
❺ オーブン（160℃）で20〜25分蒸し焼きにし、火を切ってオーブン内で約10分蒸らす。
❻ 粗熱がとれたら冷蔵庫で冷やす。

POINT

- 調製豆乳は大豆特有のくさみが抑えられているので、スイーツやドリンクによく合います。においが気になる方でも食べやすいです。
- 甘みが気になる方は、無調製豆乳を使用すると、さっぱりとした仕上がりになります。また、ほうじ茶は濃く出すとよいでしょう。
- 好みで、できあがったプリンの上からほうじ茶を少量かけると、甘味が苦手な方でも食べやすくなります。
- オーブンに入れる前にもう一度こしておくと、さらになめらかになります。

副菜　豆腐とはんぺんのふわふわ焼き

● 食欲不振
● 開口障害

長谷川祐子 はせがわ・ゆうこ ●岡山大学病院臨床栄養部栄養士長　　田中暁美 たなか・あけみ ●岡山大学病院臨床栄養部管理栄養士
中西智美 なかにし・ともみ ●岡山大学病院臨床栄養部管理栄養士　　田中貴子 たなか・たかこ ●一般財団法人積善会管理栄養士

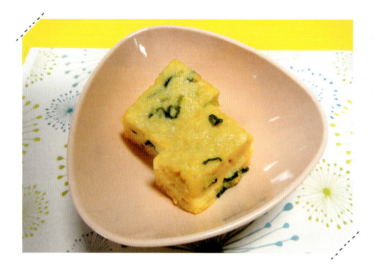

✦ 栄養価（1人分）✦

エネルギー	79kcal
たんぱく質	4.8g
脂質	3.5g
炭水化物	6.5g
食物繊維	0.3g
食塩相当量	0.6g

✦ 材料（2人分）✦

A
- 絹ごし豆腐…（1/4丁）75g
- はんぺん…………………30g
- 卵…………（1/2個）25g
- 顆粒中華だし……………1g
- 食塩………………………0.3g
- かたくり粉………………6g

ねぎ……………………………10g

つくりかた

❶ 絹ごし豆腐は水切りしておく。
❷ Aをフードプロセッサーに入れてペースト状にし、最後に小口切りのねぎを加える。
❸ 鉄板にクッキングシートを敷き、❷を流し入れる。
❹ 予熱したオーブン（200℃）で15分程度焼く。

POINT

- 卵焼きに豆腐とはんぺんを加えて、ふわふわ感がでるようにアレンジしました。こんがりと焼き目をつけることで香ばしさがでて、食欲増進につながります。
- 材料を2倍の4人分でつくると、より厚みがでてふっくらとした仕上がりになります。
- フードプロセッサーを使うことでなめらかな食感になるので、舌触りがよくなり、咀嚼がむずかしい方でも食べやすい一品です。
- ねぎを加えていますが、においが気になる場合は、入れなくても構いません。

副菜 | 空也蒸し

● 食欲不振　● 開口障害　● 嚥下障害

長谷川祐子　はせがわ・ゆうこ ● 岡山大学病院臨床栄養部栄養士長　　田中暁美　たなか・あけみ ● 岡山大学病院臨床栄養部管理栄養士
中西智美　なかにし・ともみ ● 岡山大学病院臨床栄養部管理栄養士　　田中貴子　たなか・たかこ ● 一般財団法人積善会管理栄養士

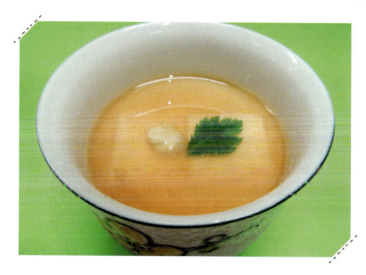

✦ 栄養価（1人分）✦

エネルギー	105kcal
たんぱく質	7.1g
脂質	5.2g
炭水化物	6.3g
食物繊維	0.4g
食塩相当量	1.2g

✦ 材料（1人分）✦

絹ごし豆腐		50g
A	卵	25g
	無調製豆乳	30g
	だし汁	30g
	みりん	2g
	うすくちしょうゆ	3g
B	だし汁	50g
	うすくちしょうゆ	4g
	みりん	1g
	かたくり粉	2g
	水	適量
みつば		少々
わさび		適量

つくりかた

❶ 絹ごし豆腐はしっかり水切りしておく。
❷ Aをよく混ぜ合わせ卵液をつくり、ざるでこす。
❸ 器に❶を入れて❷を注ぎ、蒸し器で中〜強火で3分、その後弱火で12分蒸す。
❹ Bを鍋に入れ、水溶きかたくり粉を少しずつ加えて、弱火でとろみがつくまで火にかける。
❺ 蒸し上がった❸に❹をかけ、みつばとわさびを添える。

🍲 POINT

- 無調製豆乳を加えることできれいに蒸し上がり、のどごしがよくなります。また、無調製豆乳を牛乳に変えてもおいしいです。
- 冷やすと、さらにさっぱりと口あたりがよくなります。
- 好みでおろししょうが、梅肉を添えると、風味の変化が楽しめます。
- あんは、だし汁、うすくちしょうゆ、みりん、かたくり粉を鍋に入れて、木べらで混ぜながら弱火にかけると、水溶きかたくり粉をつくる手間が省け、簡単にできます。
- 味つけが濃いめなので、味を感じにくい方にも食べやすい一品です。

主食・主菜 | トマトそうめん

● 食欲不振

長谷川祐了（はせがわ ゆうこ）●岡山大学病院臨床栄養部栄養士ナ　田中暁美（たなか・あけみ）●岡山大学病院臨床栄養部管理栄養士
中西智美（なかにし・ともみ）●岡山大学病院臨床栄養部管理栄養士　田中貴子（たなか・たかこ）●一般財団法人積善会管理栄養士

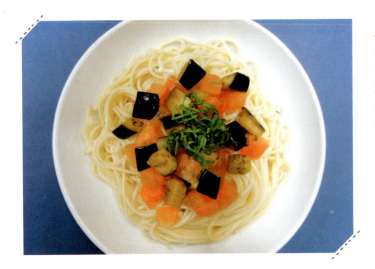

✦ 栄養価（1人分）✦

エネルギー	453kcal
たんぱく質	11.2g
脂質	9.2g
炭水化物	77.6g
食物繊維	3.7g
食塩相当量	2.1g

✦ 材料（2人分）✦

そうめん（乾燥）	200g
トマト（1個）	100g
なす	60g
油（小さじ2）	6g
青じそ（2枚）	2g
めんつゆ（2倍濃厚）（大さじ6）	90g
オリーブ油（大さじ1）	10g

つくりかた

① そうめんをかためにゆで、ゆであがったら冷水にさらして、水気をよく切る。
② トマトは1cmのさいの目切りにする。
③ なすは1cmのさいの目切りにして、油で軽く炒める。
④ めんつゆとオリーブ油を合わせておく。
⑤ ①〜④を混ぜ合わせて盛りつけ、千切りした青じそを添えて、冷蔵庫で冷やす。

POINT

- 青じそを使用しているのでさっぱりとした風味が楽しめます。青じそをオクラに、なすをズッキーニになど、旬の野菜に変更することで季節感を味わうことができます。
- めん類のなかでも、細いそうめんはのどごしがよく、食欲のないときでも負担なく食べられます。
- 味つけは市販のめんつゆを使用しているので、手間がかからず簡単につくることができます。
- オリーブ油を加えることでエネルギーアップになります。においの気になる方は好みに合わせて、少量から試してください。
- 本来は夏向きの料理ですが、食欲のない方には年中食べやすい料理です。

主食・主菜 | 簡単さけちらし寿司

● 食欲不振

谷口祐子　たにぐち・ゆうこ ● 地方独立行政法人大阪府立病院機構大阪国際がんセンター栄養管理室総括主査

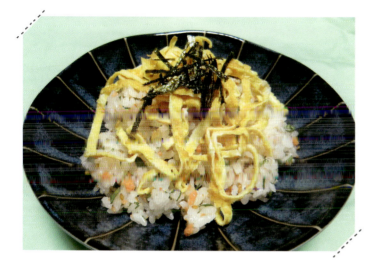

✦ 栄養価（1人分）✦

エネルギー	350kcal
たんぱく質	8.5g
脂質	5.0g
炭水化物	61.8g
食物繊維	1.0g
食塩相当量	1.8g

✦ 材料（1人分）✦

ご飯		150g
白いりごま	（小さじ1）	3g
さけフレーク	（大さじ1）	10g
青じそ		3枚
すし酢	（大さじ1.5）	22.5g
卵	（1/3個）	17g
きざみのり		適量

つくりかた

1. ご飯にすし酢を入れて切るように混ぜ合わせる。
2. 青じそをみじん切りにする。
3. 錦糸卵をつくる（テフロン加工のフライパンを使用）。
4. 白いりごま、さけフレーク、青じそを❶に入れて混ぜ合わせる。
5. ❹を皿に盛りつけ、錦糸卵、きざみのりをのせる。

🍳 POINT

- いつでも簡単につくれるちらし寿司です。在宅用にさけフレークを使用していますが、塩ざけを焼いてほぐすと香ばしくなります。
- 青じそは冷凍しておくと解凍時にすでにばらばらとなり重宝します。
- 味つけ油揚げにさけちらし寿司を入れると、いなり寿司にもなります。

主菜 | さば缶ハンバーグ

● 食欲不振

谷口祐子 たにぐち・ゆうこ ●地方独立行政法人大阪府立病院機構大阪国際がんセンター栄養管理室総括主査

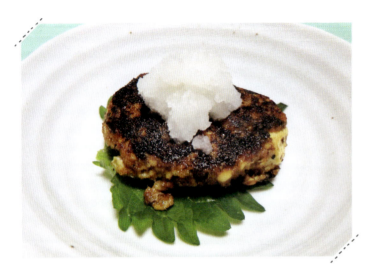

◆ 栄養価（1人分）◆

エネルギー	143kcal
たんぱく質	10.1g
脂質	7.7g
炭水化物	8.6g
食物繊維	1.5g
食塩相当量	0.5g

◆ 材料（3人分）◆

さば（みそ煮缶詰・固形量）	100g
木綿豆腐	150g
青ねぎ	10g
しょうが（すりおろし）	3g
パン粉	6g
油	0.5g
青じそ	1枚
おろしだいこん	適量

つくりかた

① さばみそ煮缶詰は煮汁を切っておく。
② 木綿豆腐はキッチンペーパーで包み、電子レンジ（500W）で3分ほど温めて水切りを行う。
③ ボウルに①、②、みじん切りにした青ねぎ、すりおろししょうが、パン粉を入れて手で混ぜ合わせる。
④ ③を3等分にしてハンバーグのかたちに成形する。
⑤ フライパンに油をひき、弱火で両面に焦げ目がつく程度に焼く。
⑥ 皿に青じそを敷き、⑤をのせ、おろしだいこんをのせる。

POINT

- さばみそ煮缶詰の味つけだけで十分に味がつくので、調味料は不要です。
- さばみそ煮缶詰、木綿豆腐はしっかりと水分を切っておきましょう。水切りが不十分の場合は、ハンバーグのかたちに成形するのがむずかしくなります。
- 味がもの足りない場合は、ポン酢しょうゆなどをかけるとさっぱりとした味で食べることができます。

副菜 かいわれだいこんサラダ

● 食欲不振

谷口祐子 たにぐち・ゆうこ ●地方独立行政法人大阪府立病院機構大阪国際がんセンター栄養管理室総括主査

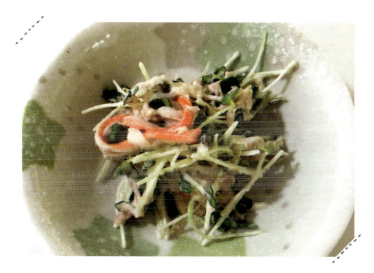

✦ 栄養価（1人分）✦

エネルギー	96kcal
たんぱく質	4.6g
脂質	7.8g
炭水化物	2.1g
食物繊維	0.4g
食塩相当量	0.5g

✦ 材料（4人分）✦

- かいわれだいこん ……（1パック）50g
- かに風味かまぼこ…（4本）36g
- ツナ（水煮缶詰）……… 70g
- マヨネーズ ………… 40g

つくりかた

❶ かいわれだいこんは根を切り落とし、よく水洗いして半分に切る。
❷ かに風味かまぼこをほぐす。
❸ ボウルに❶、❷を入れて、ツナ水煮缶詰を煮汁ごと入れる。
❹ ❸にマヨネーズを加えて、よく混ぜ合わせる。

🍲 POINT

- かいわれだいこんの辛味をマヨネーズで抑えました。マヨネーズは好みで増減してください。
- かに風味かまぼこの代わりにかに（缶詰）などでもアレンジできます。
- ツナ水煮缶詰の煮汁ごと使用することで、マヨネーズと具材の混ぜ合わせも簡単です。
- ツナ水煮缶詰の魚のくさみが気になる場合は、レモン汁などを少量加えると軽減されます。

デザート | アップルアイスクリーム

●低栄養 ●食欲不振 ●口腔粘膜炎

谷口祐了 たにぐち・ゆうこ ●地方独立行政法人大阪府立病院機構大阪国際がんセンター栄養管理室総括主査

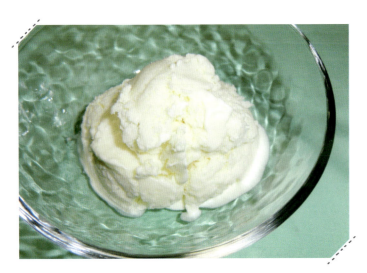

◆ 栄養価（1人分）◆

エネルギー	270kcal
たんぱく質	5.0g
脂質	18.2g
炭水化物	22.6g
食物繊維	0g
食塩相当量	0.3g

◆ 材料（4人分）◆

生クリーム	200mL
カロリーメイトゼリーアップル味	215g
砂糖	20g

※カロリーメイトゼリーアップル味（大塚製薬株式会社）。

つくりかた

❶ ボウルに冷えた生クリームを入れ、なめらかになるまでよく泡立てる。
❷ ❶にカロリーメイトゼリーアップル味を入れ、混ぜ合わせる。
❸ ❷に砂糖を加えて、よく混ぜ合わせる。
❹ ❸をふたつきプラスチック容器に流し入れ、冷凍庫で2時間ほど冷やし固める。
❺ 容器の周りが固まったらスプーンなどで混ぜて空気を含ませ、さらに冷凍庫で1時間ほど冷やす。

POINT

- 自宅で簡単につくれる高エネルギーアイスクリームです。泡立てるのがむずかしい場合は、ミキサーにすべての材料を入れて混ぜ合わせてもよいです。
- 冷凍庫で冷やし固める際に、2～3回に分けて混ぜ合わせると、なめらかなアイスクリームになります。

副菜 | かぶの梅和え

●嘔気 ●食欲不振 ●味覚変化

須永将広 すなが・まさひろ ● 国立病院機構渋川医療センター栄養管理室栄養管理室長
長澤沙央里 ながさわ・さおり ● 国立病院機構渋川医療センター栄養管理室管理栄養士
桑名未来 くわな・みき ● 国立病院機構渋川医療センター栄養管理室管理栄養士
平沼映理子 ひらぬま・えりこ ● 国立病院機構渋川医療センター栄養管理室管理栄養士

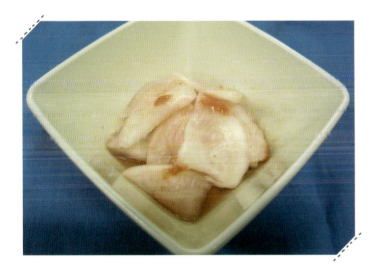

✦ 栄養価（1人分）✦

エネルギー	16kcal
たんぱく質	0.2g
脂質	10.4g
糖質	3.7g
食物繊維	0.6g
食塩相当量	0.3g

✦ 材料（1人分）✦

かぶ	40g
食塩	0.2g
梅肉（チューブ）	3g
みりん	1g

つくりかた

① かぶをいちょう切りにし、食塩で塩もみする。
② 梅肉とみりんで和える。

🍲 POINT

- 火を使わずにできる簡単レシピです。さっぱりとしており、箸休めとしても最適です。
- 好みで青じその千切りなどを添えると、香り、見た目がよくなります。
- 梅肉チューブがなければ梅干しでも代用できます。
- 味が感じにくくなった方も、かぶの表面に梅肉が残って梅の香りが感じやすく、さっぱりと食べられます。

汁もの｜かぼちゃのポタージュ

●食欲不振 ●味覚変化 ●嘔気 ●口腔粘膜炎 ●通過障害 ●低栄養 ●体重減少

須永将広 すなが・まさひろ ●国立病院機構渋川医療センター栄養管理室栄養管理室長
長澤沙央里 ながさわ・さおり ●国立病院機構渋川医療センター栄養管理室管理栄養士
桑名未来 くわな・みき ●国立病院機構渋川医療センター栄養管理室管理栄養士
平沼映理子 ひらぬま・えりこ ●国立病院機構渋川医療センター栄養管理室管理栄養士

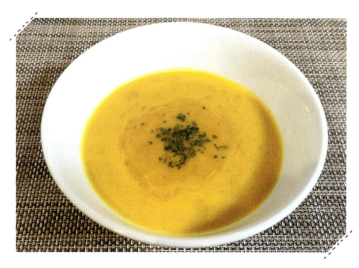

✦ 栄養価（1人分）✦

エネルギー	190kcal
たんぱく質	6.8g
脂質	7.1g
糖質	20.6g
食物繊維	2.8g
食塩相当量	1.5g

✦ 材料（1人分）✦

かぼちゃ	70g
たまねぎ	20g
油	1g
A 米粉（大さじ1）	10g
牛乳（1/2カップ）	105g
コンソメ（固形）	2.0g
食塩	0.5g
こしょう	0.05g
パセリ	0.05g

つくりかた

❶ かぼちゃは皮をむき、1cm幅に切る。耐熱皿に並べ、電子レンジ（600W）で串が通るまで2分ほど加熱する。
❷ 鍋に油をひき、たまねぎを炒める。たまねぎが透明になったらAと❶のかぼちゃを加え、2～3分加熱して火を止める。
❸ ❷を軽く冷ましてミキサーに移し、なめらかになるまでミキサーにかける。
❹ 鍋に戻して、食塩、こしょうを加えてひと煮立ちさせる。
❺ 器に盛りつけ、パセリをふる。

POINT

- ミキサーでなめらかにすることで、口あたりがよくなります。
- 米粉でとろみをつけることで、エネルギーアップにつながります。
- 体調にあわせて、温製、冷製のどちらでもおいしく食べられます。

副菜 | もやしナムル

●食欲不振 ●嘔気

須永将広 すなが・まさひろ ●国立病院機構渋川医療センター栄養管理室栄養管理室長
長澤沙央里 ながさわ・さおり ●国立病院機構渋川医療センター栄養管理室管理栄養士
菜名未来 くわな・みき ●国立病院機構渋川医療センター栄養管理室管理栄養士
平沼映理子 ひらぬま・えりこ ●国立病院機構渋川医療センター栄養管理室管理栄養士

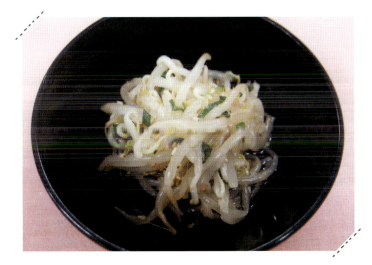

✦ 栄養価（1人分）✦

エネルギー	63kcal
たんぱく質	1.9g
脂質	4.0g
糖質	4.9g
食物繊維	1.1g
食塩相当量	0.7g

✦ 材料（1人分）✦

もやし	80g
万能ねぎ	10g
A こいくちしょうゆ	4mL
酢	6mL
砂糖	3g
食塩	0.1g
ごま油	4mL
白いりごま	0.02g

つくりかた

1. 万能ねぎを小口切りにする。
2. ①ともやしをボウルに入れ、ラップをして電子レンジ（600W）で3分ほど温める。
3. Aの合わせ調味料、白いりごまと和える。

POINT

- 電子レンジで調理が可能です。温かいうちに調味料を和えると、味がよくなじみます。
- 好みでにんにく（チューブ）を加えると、風味が増します。
- ごま油だけでなく、MCTオイルを加えると、さらにエネルギーがアップします。
- 体調にあわせて、温製、冷製のどちらでもおいしく食べられます。

副菜 | 鶏ごぼうサラダ

●食欲不振 ●嘔気 ●体重減少 ●低栄養 ●便秘

須永将広 すなが・まさひろ ● 国立病院機構渋川医療センター栄養管理室栄養管理室長
長澤沙央里 ながさわ・さおり ● 国立病院機構渋川医療センター栄養管理室管理栄養士
桑名未来 くわな・みき ● 国立病院機構渋川医療センター栄養管理室管理栄養士
平沼映理子 ひらぬま・えりこ ● 国立病院機構渋川医療センター栄養管理室管理栄養士

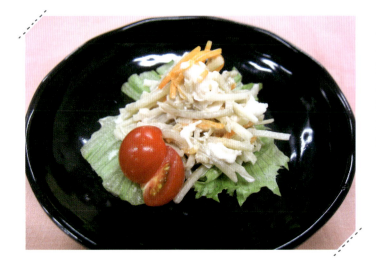

✦ 栄養価（1人分）✦

エネルギー	138kcal
たんぱく質	1.7g
脂質	10.4g
糖質	9.4g
食物繊維	2.9g
食塩相当量	0.6g

✦ 材料（1人分）✦

ごぼうサラダ（市販）	40g
サラダチキン（市販）	20g
白いりごま	1g
レタス	10g
ミニトマト	15g

つくりかた

❶ サラダチキンは好みの量（栄養価は1/5で算出）をほぐし、ごぼうサラダ、白いりごまと和える。
❷ ミニトマトは半分に切る。レタスは手でちぎる。
❸ ❶と❷を器に盛りつける。

POINT

- コンビニエンスストアで手軽に購入できる食材を和えるだけの簡単レシピです。
- 調味が不要で、調理器具も使用しません。手軽で、たんぱく質も一緒にとれます。
- ごぼうサラダは、マヨネーズで和えているものを使用することで、エネルギーがアップします。
- サラダチキンの代わりにツナ（缶詰）を使用しても、同じように栄養価がアップし、おいしく食べられます。

主菜 さばの卵とじ煮

● 食欲不振 ● 味覚変化
● 便秘 ● 低栄養 ● 体重減少

須永将広 すなが・まさひろ ●国立病院機構渋川医療センター栄養管理室栄養管理室長
長澤沙央里 ながさわ・さおり ●国立病院機構渋川医療センター栄養管理室管理栄養士
菜名未来 くわな・みき ●国立病院機構渋川医療センター栄養管理室管理栄養士
平沼映理子 ひらぬま・えりこ ●国立病院機構渋川医療センター栄養管理室管理栄養士

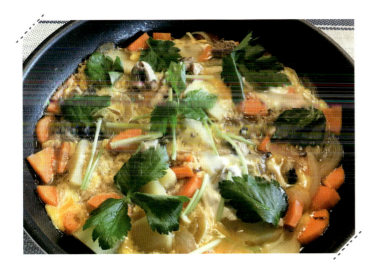

✦ 栄養価(1人分) ✦

エネルギー	355kcal
たんぱく質	24.5g
脂質	13.4g
糖質	20.4g
食物繊維	2.8g
食塩相当量	2.9g

✦ 材料(2人分) ✦

さば(水煮缶詰)	(1缶)	190g
じゃがいも	(1個)	150g
たまねぎ	(1/2個)	100g
にんじん	(1/2本)	70g
卵	(2個)	100g
A こいくちしょうゆ	(大さじ1.3)	24g
A みりん	(大さじ2)	36g
A 顆粒だし		2g
A 水		70g
みつば		適量

つくりかた

❶ じゃがいも、にんじんをいちょう切りにし、たまねぎ、みつばは食べやすい大きさに切る。
❷ フライパンを火にかけ、Aを入れて混ぜ合わせる。
❸ たまねぎ、にんじん、じゃがいもを入れ、ふたをして野菜がやわらかくなるまで煮る。
❹ さばをほぐし、缶詰の汁ごとフライパンに入れ、卵でとじる。
❺ 器に盛りつけ、みつばをのせる。

POINT

- フライパン一つで簡単にできるレシピです。この一品でたんぱく質、脂質、糖質の3大栄養素がすべてとれます。
- 魚介類は缶詰を使うことで簡単に調理ができます。
- さばの缶詰の汁も一緒に調理すると、エイコサペンタエン酸(eicosapentaenoic acid；EPA)も摂取できます。
- 食塩不足の方には、卵とじにすることでまろやかな味となり、おいしく食塩をとることができます。
- 味つけは簡単に調整できるので、塩味を感じにくい方は少し濃いめに、うす味が食べやすい方は缶詰の汁だけでもよいでしょう。
- 食物繊維もとれるため便秘の改善にも効果的です。

主菜　たらのかぶら蒸し

● 口腔粘膜炎　● 味覚変化　● 嗅覚変化　● 低栄養　● 体重減少

須永将広　すなが・まさひろ ● 国立病院機構渋川医療センター栄養管理室栄養管理室長
長澤沙央里　ながさわ・さおり ● 国立病院機構渋川医療センター栄養管理室管理栄養士
桒名未来　くわな・みき ● 国立病院機構渋川医療センター栄養管理室管理栄養士
平沼映理子　ひらぬま・えりこ ● 国立病院機構渋川医療センター栄養管理室管理栄養士

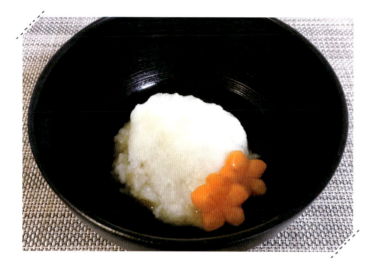

栄養価（1人分）

エネルギー	104kcal
たんぱく質	14.1g
脂質	0.2g
糖質	3.4g
食物繊維	0.9g
食塩相当量	1.1g

※にんじんは栄養価に含めていない。

材料（1人分）

- まだら（生）……70g
- A
  - 食塩……0.5g
  - 酒……5g
  - ながいも（すりおろし）……10g
  - しょうが汁……5g
  - かたくり粉……3g
- かぶ……50g
- 卵白……10g
- 食塩……0.1g
- あん
- B
  - だし……50g
  - こいくちしょうゆ……2g
  - みりん……2g
- 卵黄……20g
  - かたくり粉……3g
  - 水……適量

つくりかた

1. たらは皮と骨をとり除き、Aとともにフードプロセッサーに入れて、なめらかになるまで回す。
2. かぶは皮をむいてすりおろす。水気を切り、卵白と食塩を加えてほぼ均一になるよう混ぜる。
3. ①を小判形にし、蒸気の上がった蒸し器で強火で6〜7分蒸す。
4. ③の上に②をこんもりと高く盛り、再び強火で3〜4分蒸す。
5. 鍋にBを合わせて、ひと煮立ちさせ、溶きほぐした卵黄を加え、水溶きかたくり粉でとろみをつける。
6. 器に④を盛つけ、⑤を注ぐ。彩りにやわらかく煮たにんじん（分量外）を添える。

POINT

- 魚のすり身にしょうが汁を加え、さらにあんかけにすることで、魚特有のにおいを軽減できます。
- 残った卵黄をあんに入れることで、栄養価もさらにアップします。
- 体調にあわせて、温製、冷製のどちらでもおいしく食べられます。
- すりおろしたながいもを使うことでなめらかに仕上がり、口あたり、のどごしがよくなります。

主菜　魚の甘酢風味

● 味覚変化

影山美沙緒 （かげやま・みさお）● 聖隷福祉事業団聖隷三方原病院栄養課管理栄養士
市川尚巳 （いちかわ・なおみ）● 聖隷福祉事業団聖隷三方原病院栄養課栄養士

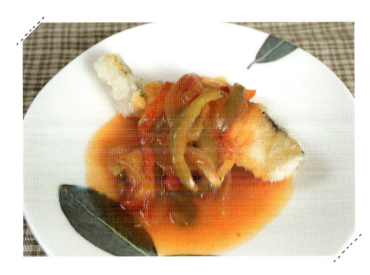

✦ 栄養価（1人分）✦

エネルギー	163kcal
たんぱく質	12.5g
脂質	4.0g
糖質	17.8g
食物繊維	0.7g
食塩相当量	0.7g

※吸油量は0gで算出した。

✦ 材料（1人分）✦

白身魚	70g
たまねぎ	20g
パプリカ（赤・黄）	10g
ピーマン	5g
ごま油	5g
かたくり粉	1g
揚げ油	適量
甘酢たれ	
A ┌ 水	45g
｜ 顆粒中華だし	0.5g
｜ 酢	10g
｜ 砂糖	10g
｜ トマトケチャップ	8g
└ こいくちしょうゆ	1.5g
┌ かたくり粉	3g
└ 水	3g

つくりかた

❶ 白身魚にかたくり粉をまぶし、180℃の油で揚げる。
❷ たまねぎ、パプリカ（赤・黄）、ピーマンをごま油で炒める。
❸ ❷にAを加える。
❹ 水溶きかたくり粉でとろみをつける。
❺ ❶に❹をかける。

🍚 POINT

- 赤、黄、緑の3色の野菜を使うことで彩りがよく、見た目からも食欲がわきます。
- 酢を使うことで酸味が加わり、高エネルギーの揚げものもさっぱりと食べられます。

主食 | 梅いなり寿司

● 味覚変化

影山美沙緒　かげやま・みさお ● 聖隷福祉事業団聖隷三方原病院栄養課管理栄養士
市川尚己　いちかわ・なおみ ● 聖隷福祉事業団聖隷三方原病院栄養課栄養士

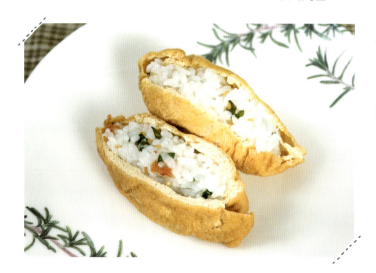

栄養価（1人分）

エネルギー	273kcal
たんぱく質	8.8g
脂質	10.5g
糖質	33.2g
食物繊維	0.8g
食塩相当量	2.5g

材料（1人分）

ご飯		60g
すし酢		
A	酢	10g
	砂糖	6g
	食塩	1g
油揚げ（いなり用）		30g
煮汁		
B	砂糖	3g
	みりん	3g
	こいくちしょうゆ	6g
梅		少々
青じそ		1g
ごま		0.1g

つくりかた

① 油揚げを半分に斜めに切る。
② 油揚げに熱湯をかけるなどして油抜きをし、Bの調味料で煮汁がなくなるまで弱火で煮る。
③ 梅、青じそを細かくきざむ。
④ 温かいご飯にAのすし酢、梅、青じそ、ごまを入れ、うちわであおぎながらよく混ぜて冷ます。
⑤ 油揚げが冷めたらなかを開き、④の酢飯を詰めてかたちをととのえる。

POINT

- 酢飯に梅を混ぜることにより、さっぱりと食べられます。
- 一口サイズでつくることにより、食欲不振時も食べやすいです。
- 市販品の味つけ油揚げを使用すると、より手軽につくることができます。
- 味覚変化時はにおいに敏感になりますが、ご飯を冷やすことでご飯特有のにおいを抑えることができます。

副菜 | トマトとフルーツのマリネ

● 食欲不振

川上佐和子 かわかみ・さわこ ● 聖隷福祉事業団聖隷三方原病院栄養課管理栄養士／係長
深元龍之介 ふかもと・りゅうのすけ ● 聖隷福祉事業団聖隷三方原病院栄養課調理師／係長

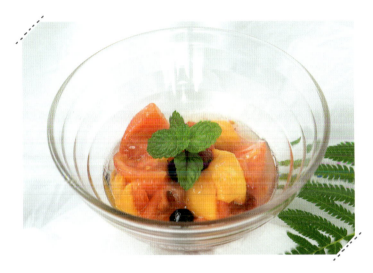

✦ 栄養価（1人分）✦

エネルギー	151kcal
たんぱく質	0.6g
脂質	10.1g
糖質	15.4g
食物繊維	0.8g
食塩相当量	0.1g

✦ 材料（1人分）✦

トマト	60g
マンゴー（冷凍）	20g
ミックスベリー	10g
マリネ液	
A　オリーブ油	10g
酢	5g
はちみつ	10g
白ワイン	2g
食塩	適量
こしょう	適量
ミントの葉	適量

つくりかた

❶ トマトは湯むきして種をとり、5mm角にカットする。マンゴーは食べやすい大きさにカットする。
❷ Aの調味料でマリネ液を合わせる。
❸ ❶と❷とミックスベリーを和えて冷蔵庫で冷やし、器に盛りつけ、ミントの葉を飾る。

POINT

- トマトとくだものとはちみつを合わせることにより、さっぱりとした食感です。
- はちみつとオリーブ油を使用するため、サラダですがエネルギーがとれる一品です。
- オリーブ油はエクストラバージンを使用してもおいしいです。
- 本レシピでは冷凍くだものを使用していますが、生のくだものでもよいでしょう。
- 切って混ぜるだけなので簡単につくれます。

副菜 | さつまいもとレーズンのサラダ

■ 食欲不振

川上佐和子 かわかみ・さわこ ● 聖隷福祉事業団聖隷三方原病院栄養課管理栄養士／係長
深元龍之介 ふかもと・りゅうのすけ ● 聖隷福祉事業団聖隷三方原病院栄養課調理師／係長

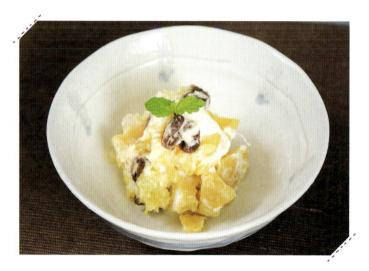

◆ 栄養価（1人分）◆

エネルギー	163kcal
たんぱく質	2.3g
脂質	3.8g
糖質	31.3g
食物繊維	2.6g
食塩相当量	0.1g

◆ 材料（1人分）◆

さつまいも	50g
白桃（缶詰）	30g
レーズン	8g
A ┌ クリームチーズ	10g
│ ヨーグルト	10g
│ 砂糖	1.5g
└ レモン汁	0.5g
ミントの葉	適量

つくりかた

❶ さつまいもを乱切りにし、水に浸けてアクを抜く。
❷ 鍋で❶をやわらかくなるまでゆでて粉ふき状にする。
❸ 白桃を一口大に切り、Aと混ぜる。
❹ ボウルに❸、さつまいも、レーズンを入れて合わせる。
❺ 冷蔵庫で冷やし、器に盛りつけ、ミントの葉を飾る。

POINT

- さつまいもとくだもの、クリームチーズ、ヨーグルトを合わせることにより、コクがあってさっぱりとしたサラダになります。
- レーズンの食感がアクセントになります。
- 白桃はバナナなどに変更してもおいしいです。
- クリームチーズは、あらかじめ室温に戻しておくと混ぜやすいです。

デザート | 八ツ橋寒天

●食欲不振

川上佐和子　かわかみ・さわこ ● 聖隷福祉事業団聖隷三方原病院栄養課管理栄養士／係長
太田直孝　おおた・なおたか ● 聖隷福祉事業団聖隷三方原病院栄養課調理師

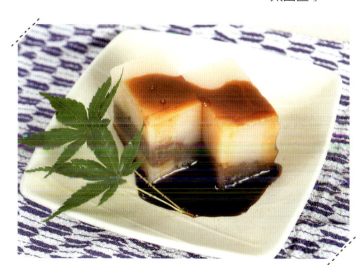

◆ 栄養価（1人分）◆

エネルギー	83kcal
たんぱく質	1.6g
脂質	0.2g
糖質	20.0g
食物繊維	1.7g
食塩相当量	0g

◆ 材料（1人分）◆

こしあん寒天
- こしあん……………10g
- 水……………………5g
- 湯（80℃以上の熱湯）……20g
- 粉寒天………………0.5g

シナモン寒天
- 米粉…………………5g
- シナモンパウダー……0.3g
- 砂糖…………………4g
- 湯（80℃以上の熱湯）……20g
- 粉寒天………………0.6g

黒みつ…………………15g

つくりかた

【こしあん寒天】
1. こしあんに水を加えてのばし、やわらかくしておく。
2. 粉寒天を湯（10g）で溶かしておく。
3. 残りの湯（10g）と❶、❷を合わせて型に流し、冷蔵庫で1時間以上冷やす。

【シナモン寒天】
4. 粉寒天を湯（10g）で溶かしておく。
5. 米粉を残りの湯（10g）で、だまにならないようにかき混ぜる。
6. ❺にシナモンパウダーと砂糖を入れ、❹を加えて混ぜ合わせる。
7. ❸の上に❻を流し、冷蔵庫で1時間以上冷やす。
8. 冷やし固めたら型から取り出し、食べやすい大きさに切って、黒みつをかける。

POINT

- 4～5人分くらいが一度につくりやすい量です。京都の定番土産である八ツ橋を寒天にすることで、さっぱりとした味になります。
- 市販の型を使用したり、小鉢に流して切らずに黒みつをかけると家庭でも手軽につくれます。
- こしあん寒天がしっかり固まってからシナモン寒天を流すと、見た目もきれいに仕上がります。

副菜 | 豆腐ごまだれあんかけ

● 口腔粘膜炎

藤野弘子 ふじの・ひろこ ●聖隷福祉事業団聖隷三方原病院栄養課管理栄養士
大塚翔太 おおつか・しょうた ●聖隷福祉事業団聖隷三方原病院栄養課調理師

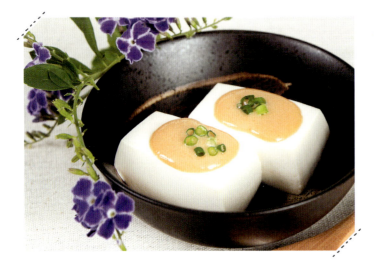

✦ 栄養価（1人分）✦

エネルギー	149kcal
たんぱく質	8.6g
脂質	10.3g
糖質	4.1g
食物繊維	1.6g
食塩相当量	0.5g

✦ 材料（1人分）✦

絹ごし豆腐	100g
だし汁（豆腐用）	300g
練りごま（白）	10g
こいくちしょうゆ	3g
みりん	3g
砂糖	2g
だし汁	10g
かたくり粉	1g
細ねぎ	2g

つくりかた

1. 絹ごし豆腐は食べやすい大きさに切り、だし汁で温める。
2. 練りごま、こいくちしょうゆ、みりん、砂糖、だし汁、かたくり粉を弱火にかけて練る。
3. 2を火からおろして、器に盛りつけた豆腐にかけ、小口切りにしたねぎをのせる。

🍲 POINT

- 調味料を火にかけるときは弱火にして、焦がさないように注意しましょう。
- 豆腐にごまだれをかけて冷やしても食べやすいです。
- エネルギーアップに、ごまだれにニュートリーコンク2.5（ニュートリー株式会社）を20g混ぜると、エネルギーは50kcal、たんぱく質は1.6g、増やすことができます。

デザート | チョコレートムース

● 口腔粘膜炎

藤野弘子 ふじの・ひろこ ● 聖隷福祉事業団聖隷三方原病院栄養課管理栄養士
大塚翔太 おおつか・しょうた ● 聖隷福祉事業団聖隷三方原病院栄養課調理師

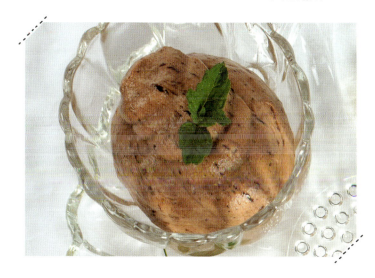

✦ 栄養価（1人分）✦

エネルギー	326kcal
たんぱく質	2.4g
脂質	29.3g
糖質	11.9g
食物繊維	0.8g
食塩相当量	0.1g

✦ 材料（1人分）✦

チョコレート（板）	20g
生クリーム	50g
ミントの葉	適量

つくりかた

1. チョコレートは手で割り、ボウルに入れ、湯せんで溶かす。
2. 別のボウルに生クリームを入れ、泡立て器で八分立てくらいまで泡立てる。
3. ❶のチョコレートのボウルは粗熱をとり、泡立てた生クリームの1/3を入れてしっかり混ぜる。
4. 残りの生クリームを何回かに分けて、チョコレートのボウルに加えて、軽く混ぜる。
5. 器に移し、冷蔵庫で冷やし固め、ミントの葉を飾る。

POINT

- チョコレートに生クリームを入れるときは、泡がつぶれないように混ぜましょう。
- つくったものを器ごと冷凍して、半解凍で食べるのもおすすめです。

デザート | クラッシュスムージー

●口腔粘膜炎

藤野弘子 ふじの・ひろこ ●聖隷福祉事業団聖隷三方原病院栄養課管理栄養士
大塚翔太 おおつか・しょうた ●聖隷福祉事業団聖隷三方原病院栄養課調理師

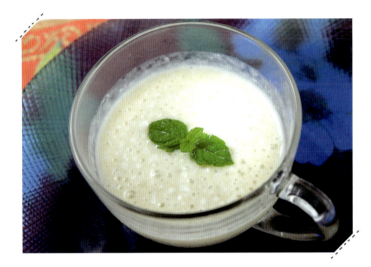

✦ 栄養価（1人分）✦

エネルギー	152kcal
たんぱく質	2.9g
脂質	2.8g
糖質	30.6g
食物繊維	1.0g
食塩相当量	0.1g

✦ 材料（1人分）✦

バナナ	50g
りんご	30g
牛乳	70g
はちみつ	15g
氷	15g
ミントの葉	適量

つくりかた

1. バナナは皮をむいて、2～3cmくらいの大きさに切る。
2. りんごは皮をむいて、2～3cmくらいの大きさに切る。
3. バナナ、りんご、牛乳、はちみつ、氷をミキサーにかける。
4. 器に注いで、ミントの葉を飾る。

POINT

- 好きなくだものを使用してください。
- 繊維の多いくだものや刺激の強いくだものは避けましょう。
- 夏はくだものを先に凍らせてミキサーにかけると、より冷たく食べられます。

主食 | 五色雑炊

● 下痢

渡瀬優子 わたせ・ゆうこ ● 聖隷福祉事業団聖隷三方原病院栄養課管理栄養士
髙橋康浩 たかはし・やすひろ ● 聖隷福祉事業団聖隷三方原病院栄養課調理師

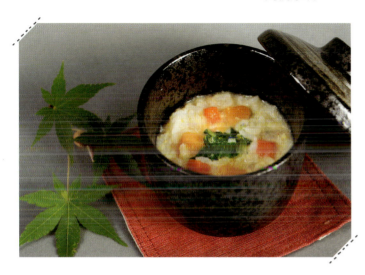

✦ 栄養価（1人分）✦

エネルギー	119kcal
たんぱく質	3.1g
脂質	1.2g
糖質	21.8g
食物繊維	1.0g
食塩相当量	0.5g

✦ 材料（1人分）✦

ご飯	50g
にんじん	10g
だいこん	10g
かぼちゃ	10g
だいこんの葉	4g
卵	10g
A ┌ だし汁	150g
├ うすくちしょうゆ	3g
└ みりん	1g

つくりかた

❶ にんじん、だいこん、かぼちゃは、1cm角のさいの目に切る。だいこんの葉はゆでて1cmの長さに切る。
❷ 鍋にA、にんじん、だいこん、かぼちゃを入れて火にかける。
❸ にんじんがやわらかくなったら、ご飯を加えて2〜3分煮立て、だいこんの葉を加える。
❹ 溶き卵を加えて火を止め、器に盛りつける。

🍲 POINT

- 胃腸にやさしく、消化吸収しやすい一品です。
- 野菜がやさしい味の雑炊です。季節の野菜を使用してもよいでしょう。

デザート | ピーチスープ

● 下痢

渡瀬優子 わたせ・ゆうこ ● 聖隷福祉事業団聖隷三方原病院栄養課管理栄養士
髙橋康浩 たかはし・やすひろ ● 聖隷福祉事業団聖隷三方原病院栄養課調理師

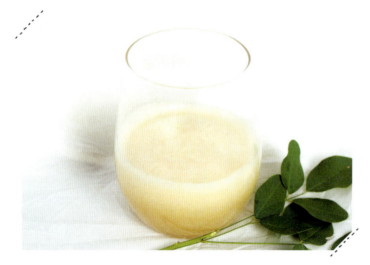

✦ 栄養価（1人分）✦

エネルギー	77kcal
たんぱく質	0.4g
脂質	0.2g
糖質	18.4g
食物繊維	0.8g
食塩相当量	0g

✦ 材料（1人分）✦

白桃（缶詰）	60g
りんごジュース（果汁100％）	60g

つくりかた

● 白桃とりんごジュースをミキサーにかける。

POINT
- 口あたりがよく、さっぱりしていて、お腹に優しい一品です。
- 食欲不振時でも食べやすいです。

デザート｜パンナコッタ HP

● 口腔粘膜炎　● 食欲不振

竪山恵子　たてやま・けいこ　● 社会医療法人小寺会佐伯中央病院食事療養部課長

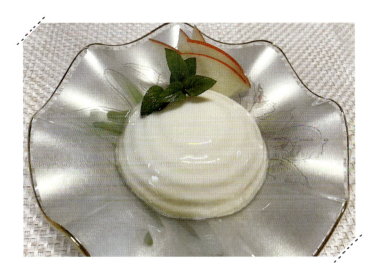

✦ 栄養価（1人分）✦

エネルギー	191kcal
たんぱく質	7.2g
脂質	9.2g
糖質	19.6g
食物繊維	1.5g
食塩相当量	0.3g

✦ 材料（1人分）✦

明治メイバランス HP1.5	80mL
生クリーム	15mL
ゼラチン	1g
りんご	5g
ミントの葉	適量

※明治メイバランス HP1.5（株式会社明治）。

つくりかた

❶ ゼラチンは少量の水（分量外）に浸しておく。
❷ 鍋に明治メイバランス HP1.5 を入れ、弱火にかける。
❸ ❷が沸々としてきたら火を止めて、❶のゼラチンを加えて溶かす。
❹ ❸に生クリームを加え、混ぜる。
❺ カップに流し入れ、粗熱がとれたら冷蔵庫で冷やし固める。
❻ 器にとりだし、スライスしたりんごとミントの葉を飾る。

POINT

- やわらかいものが好きな方におすすめです。
- 食事量が少なくなった場合は、明治メイバランスHP1.5などの少量で栄養価の高い栄養補助食品を使うことで手軽に栄養補給ができます。在宅では、ドラッグストアなどで購入できる、明治メイバランス Mini カップ（株式会社 明治）を使用するとよいでしょう。
- 添えるくだものやソースは、嚥下状態や嗜好に応じて調整しましょう。

主食 | 彩いなり寿司

● 食欲不振

堅山恵子 たてやま・けいこ ● 社会医療法人小寺会佐伯中央病院食事療養部課長

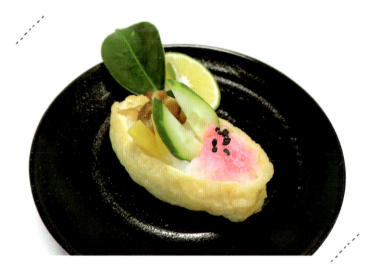

✦ 栄養価（1人分）✦

エネルギー	130kcal
たんぱく質	4.5g
脂質	3.0g
糖質	20.1g
食物繊維	0.2g
食塩相当量	0.5g

✦ 材料（1人分）✦

米	20g
ビタミン強化米	0.1g
だし汁（昆布）	15g
栄養パウダー	3g
A　砂糖	1.8g
食塩	0.2g
酢	2.4g
かぼす果汁	0.5g
しいたけ（乾）	0.07g
B　砂糖	0.35g
こいくちしょうゆ	0.68g
油揚げ	1/2 枚
C　砂糖	1.75g
こいくちしょうゆ	0.75g
桜でんぶ	0.1g
黒ごま	少々
きゅうり	2.5g
たくわん漬	0.5g

※ジャネフ ワンステップミール 料理に混ぜる栄養パウダー（キユーピー株式会社）。

つくりかた

❶ 米とビタミン強化米は洗米後、ざるに移して30分ほど水を切り、だし汁で炊飯する。
❷ 水で戻したしいたけをうすく切り、Bを入れてやわらかく炊く。
❸ 油揚げは熱湯で油抜きをした後、鍋にCと油揚げを入れて弱火にかける。落としぶたをして、ゆっくり味を含ませる。
❹ 鍋にAを入れて弱火にかけ、栄養パウダーを加えて混ぜる。
❺ 寿司桶にご飯を広げ、軽くあおぎ、熱いうちに❹を加えて混ぜる。最後にかぼす果汁を加える。
❻ ❺の酢飯を軽く丸めて、❸の油揚げに詰める。
❼ しいたけ、たくわん漬、桜でんぶ、黒ごま、きゅうりを飾り、器に盛りつけて、飾り用のかぼす（分量外）を添える。

POINT

- 食欲不振の方に人気の色彩豊かないなり寿司です。風味を損ねない栄養パウダーを加え、エネルギーとたんぱく質を強化しました。
- 少量のたくわん漬は、味や食感のアクセントになります。
- かぼす果汁を加えることで爽やかな味に仕上がります。

副菜 | かぼちゃの鉢蒸しあんかけ

● 口腔粘膜炎
● 食欲不振

堅山恵子 たてやま・けいこ ● 社会医療法人小寺会佐伯中央病院食事療養部課長

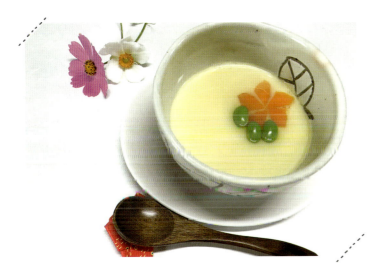

✦ 栄養価（1人分）✦

エネルギー	70kcal
たんぱく質	4.4g
脂質	3.2g
糖質	4.3g
食物繊維	0.8g
食塩相当量	0.0g

✦ 材料（1人分）✦

卵	30g
A ┌ うすくちしょうゆ	2.2g
│ 食塩	0.3g
└ 干ししいたけの戻し汁	22g
だし汁	90g
かぼちゃ	20g
えだまめ	1.5g
あん	
┌ うすくちしょうゆ	1g
│ みりん	0.6g
│ だし汁	13g
│ かたくり粉	0.5g
└ 水	適量

つくりかた

❶ 昆布とかつお節でだしをとり、冷ます（だし汁90g＋13g）。
❷ かぼちゃは5mmほどのうす切りにし、花弁型で抜いて飾り切りをする。一部は、碗だね用として1cm角に切る。
❸ えだまめはやわらかくゆでてさやから出し、冷水にとる。
❹ 卵を溶いて、Aを入れ、❶のだし汁（90g）と合わせ、こし器でこす。
❺ 器に碗だね用のかぼちゃを入れて❹の卵液を静かに注ぐ。
❻ ❺に花弁のかぼちゃを静かにおく。
❼ 蒸気の上がった蒸し器で強火1～2分、弱火6分ほど蒸す。
❽ だし汁（13g）を弱火にかけて、うすくちしょうゆ、みりんを加え、水溶きかたくり粉でとろみをつける。
❾ できあがった鉢蒸しにえだまめを飾り、❽のあんをかける。

POINT

- やわらかなかぼちゃとえだまめは、卵との相性もよく、なめらかでのどごしがよい一品です。
- がんの進行に伴う摂食嚥下状態を考慮して、具材の選択やあんの濃度を調整するとよいです。
- ゆずを添えると風味が豊かになります。
- 症状に応じて冷製、温製のどちらでも食べやすいです。

デザート | りんごのシャーベット

● 嘔気　● 食欲不振

竪山恵了　たてやま けいこ　● 社会医療法人小寺会佐伯中央病院食事療養部課長

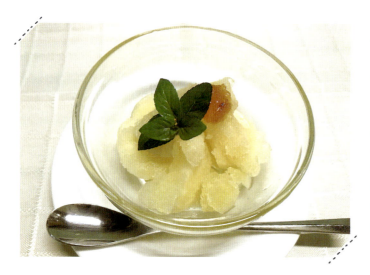

◆ 栄養価（1人分）◆

エネルギー	76kcal
たんぱく質	0.3g
脂質	0g
糖質	18.3g
食物繊維	0.4g
鉄	5.5mg
ビタミン B₁	0.72mg
ビタミン B₂	0.72mg
ビタミン C	386mg
食塩相当量	0.2g

◆ 材料（1人分）◆

一挙千菜アップル味	100mL
かぼす果汁	5g
りんごジャム	3g
ミントの葉	適量

※一挙千菜アップル味（株式会社フードケア）。

つくりかた

❶ かぼすは果汁をしぼり、種は除いておく。
❷ 冷凍できるふたつき保存容器に一挙千菜アップル味と❶の果汁を合わせて、混ぜる。
❸ ❷を冷凍庫で2時間ほど凍らせる。
❹ 凍ったら、スプーンなどで細かく砕きながら器に盛りつけて、りんごジャムとミントの葉を添える。

POINT

- 食事量が少なくなってきた際に、バランスよくビタミン、ミネラルを補いたい場合に適しています。
- 発熱時の栄養補給にもよいでしょう。
- かぼすの風味を加えることで爽やかさが増します。
- 冷凍の過程で数回かき混ぜると、きめが細かくなります。

デザート | プディングトースト

●口腔粘膜炎　●食欲不振

竪山恵子 たてやま・けいこ ●社会医療法人小寺会佐伯中央病院食事療養部課長

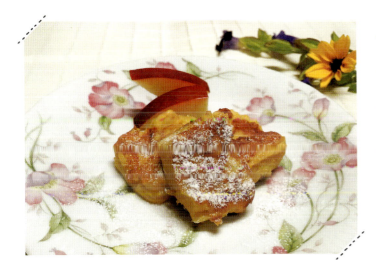

✦ 栄養価（1人分）✦

エネルギー	324kcal
たんぱく質	11.7g
脂質	11.4g
糖質	42.5g
食物繊維	2.5g
食塩相当量	0.9g

✦ 材料（1人分）✦

食パン	25g
卵	15g
明治メイバランス HP1.5	100mL
砂糖	8g
無塩バター	12g
粉糖	0.5g
りんご	12g

※明治メイバランスHP1.5（株式会社 明治）。

つくりかた

1. 食パンのみみを切り落とし、6等分にする。
2. ボウルに溶いた卵、砂糖を入れてよく混ぜ、明治メイバランスHP1.5を加える。
3. ①を②の液に漬けて、冷蔵庫で1時間ほどおく。
4. フライパンを弱火～中火にかけて、バターを溶かし、漬け込んだ③をていねいに焼く。
5. 器に盛りつけて、粉糖とスライスしたりんごを飾る。

POINT

- 食事摂取量が少ない人向けに、栄養補助食品を使ってバランスよく仕上げました。
- 一口サイズにカットして食べやすさに配慮しています。
- 漬け込み時間を長くすることで、プディングのようにやわらかく仕上がります。
- 明治メイバランスHP1.5はバニラ風味なので、砂糖の量は調整してください。在宅では、ドラッグストアなどで購入できる、明治メイバランスMiniカップ（株式会社 明治）を使用するとよいでしょう。

第5章 Webでダウンロードできる がん患者向け副作用対策レシピ

デザート | お茶ゼリー

● 口腔粘膜炎　● 食欲不振　● 便秘

竪山恵子 たてやま・けいこ　● 社会医療法人小寺会佐伯中央病院食事療養部課長

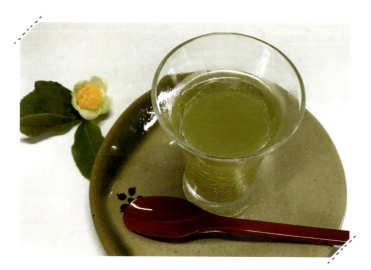

✦ 栄養価（1人分）✦

エネルギー	11kcal
たんぱく質	0g
脂質	0g
糖質	4.5g
食物繊維	0g
食塩相当量	0g

✦ 材料（1人分）✦

お茶抽出液	65g
アガー	1.1g
オリゴ糖シロップ	3.5g

つくりかた

❶ お茶を煮だして分量の抽出液を準備する。
❷ ❶にアガーを加えて沸騰させる。
❸ あくをとり、器に注ぐ。
❹ 粗熱をとったら冷蔵庫で冷やし固める。
❺ ❹が固まったらオリゴ糖シロップをかける。

POINT

- 腸内環境をととのえるオリゴ糖を使用しました。
- さっぱりしたお茶のゼリーは、甘いものが苦手な方におすすめです。
- お茶の種類やシロップを変えることで、豊かな風味と色彩が楽しめます。

index

数字・欧文

5-FU	28
cachexia	12
CAWL	10
CDDP	28
CIWL	10
Cmab	28
CRP	11
C反応性たんぱく（質）	11
DOC	28
ERAS®	15, 36, 66, 92
GPS	11
IMRT	27
LES	58
LMF	12
NAC	91
NACT	50
ODA	91
ONS	92
PEG	82
PIF	12
pre-cachexia	12
QOL	12, 17, 74

refractory cachexia	12
SGA	36, 91
TCAサイクル	13
TNM分類	41
Warburg effect	12

あ

悪液質	12, 51, 75
胃がん	41
意識障害	24
イレオストミー	49
胃瘻	82
栄養指導	90, 95
栄養障害	10
炎症性サイトカイン	10
嘔吐	16, 24
悪心	16

か

化学療法	28, 43, 50
肝がん	56
がん関連体重減少	10, 50

Nutrition Care 2018 冬季増刊　**141**

肝細胞がん	56
がん誘発性体重減少	10, 51
ギアチェンジ	12
客観的栄養評価	91
嗅覚障害	17
強度変調放射線治療	27
クエン酸回路	13
グラスゴー予後スコア	11, 52
経口的栄養補助	92
経鼻胃管	83
けいれん発作	21, 24
結腸がん	48
下痢	17
原発性肝がん	56
原発性脳腫瘍	22
口腔内乾燥	17
口内炎	17
骨髄抑制	17
コリサイクル	13
コロストミー	49

さ

在宅療法	80

脂質代謝	70
シスプラチン	28
終末期	74
主観的包括的評価	36, 91
術後補助化学療法	43, 47
術前栄養管理（療法）	36, 58
術前化学療法	44, 91
消化管ドレナージ	77
食道がん	34
食欲不振	16
膵臓がん	62
頭蓋内圧亢進症状	21
生活の質	12, 17, 74
舌がん	27
セツキシマブ	28
摂食嚥下障害	24
前悪液質	12, 75
臓器相関	46

た

体液貯留	76
大腸がん	48
胆管細胞がん	56

胆道系がん	56	便秘	17
直腸がん	48	放射線療法	27，31，50
テクスチャー	77	ホエイペプチド	60
転移性肝がん	56		
転移性脳腫瘍	23		
咽頭部がん	26	**ま**	
糖代謝	70	味覚障害（変化）	17，18
糖尿病	92	味蕾	77
ドセタキセル	28	免疫（栄養）療法	29，52，67

な

粘膜炎	17
脳局所症状	21
脳腫瘍	20

ら

理学療法	36

わ

ワールブルグ効果	12

は

半固形栄養剤	84
非アルコール性脂肪肝炎	56
不応性悪液質	74
不可逆的悪液質	12，74，75
副作用	15
フルオロウラシル	28

Nutrition Care 2018 冬季増刊

読者の皆さまへ

★増刊への感想・提案

このたびは本増刊をご購読いただき、まことにありがとうございました。

編集部では今後も、より皆さまのお役に立てる増刊の刊行を目指してまいります。つきましては本書に関するご感想・ご提案などがございましたら、当編集部までお寄せください。また、掲載内容につきましてのご質問などがございましたらお問い合わせください。

★ Nutrition Care 誌へご質問をどうぞ

本誌では読者の皆さまからのご質問をお待ちしています。このような問題のある患者さんにどのように対応したらよいか、○○という言葉を聞いたがどういう意味か……など、あらゆるご質問に対し専門の先生方にお答えいただきます。ご質問の内容は、できるだけ具体的にくわしくお書きください。

★ご送付先

〒 532-8588　大阪市淀川区宮原 3-4-30 ニッセイ新大阪ビル 16F

株式会社メディカ出版「Nutrition Care 編集部」

E-mail：nutrition@medica.co.jp

The Japanese Journal of Nutrition Care　ニュートリションケア 2018 年冬季増刊（通巻 136 号）

がん患者の栄養療法と食事サポート
Web でダウンロードできる患者向けレシピつき

2018 年 12 月 30 日発行	編　　集	鷲澤 尚宏
	発 行 人	長谷川素美
	編集担当	奥村弥一・西川雅子
	組　　版	稲田みゆき
	発 行 所	株式会社メディカ出版
		〒 532-8588　大阪市淀川区宮原 3-4-30
		ニッセイ新大阪ビル 16F
		編集　　　　　　電話：06-6398-5048
		お客様センター　電話：0120-276-591
		E-mail　nutrition@medica.co.jp
		URL　https://www.medica.co.jp
	広告窓口	総広告代理店（株）メディカ・アド 電話：03-5776-1853
	デザイン	株式会社くとうてん
	イラスト	中村恵子
定価（本体 2,800 円＋税）	印刷製本	株式会社 シナノ パブリッシング プレス

ISBN978-4-8404-6450-5

乱丁・落丁がありましたら、お取り替えいたします。
無断転載を禁ず。
Printed and bound in Japan

本誌に掲載する著作物の複製権・翻訳権・翻案権・上映権・譲渡権・公衆送信権（送信可能化権を含む）は株式会社メディカ出版が保有します。

JCOPY ＜（社）出版者著作権管理機構 委託出版物＞

本書の無断複写は著作権法上での例外を除き禁じられています。複写される場合は、そのつど事前に、（社）出版者著作権管理機構（電話 03-3513-6969、FAX 03-3513-6979、e-mail：info@jcopy.or.jp）の許諾を得てください。